临床医学检验与设备管理

郭恩宇 等 主编

汕头大学出版社

图书在版编目（CIP）数据

临床医学检验与设备管理 / 郭恩宇等主编 . -- 汕头：
汕头大学出版社，2023.8
ISBN 978-7-5658-5131-5

Ⅰ．①临… Ⅱ．①郭… Ⅲ．①临床医学－医学检验－
研究②医疗器械－设备管理－研究 Ⅳ．① R446.1
② R197.39

中国国家版本馆 CIP 数据核字（2023）第 165576 号

临床医学检验与设备管理
LINCHUANG YIXUE JIANYAN YU SHEBEI GUANLI

主　　编：郭恩宇　等
责任编辑：黄洁玲
责任技编：黄东生
封面设计：刘梦杳
出版发行：汕头大学出版社
　　　　　广东省汕头市大学路 243 号汕头大学校园内　邮政编码：515063
电　　话：0754-82904613
印　　刷：廊坊市海涛印刷有限公司
开　　本：710mm×1000mm 1/16
印　　张：11.25
字　　数：190 千字
版　　次：2023 年 8 月第 1 版
印　　次：2024 年 4 月第 1 次印刷
定　　价：128.00 元
ISBN 978-7-5658-5131-5

前　言

　　在现代医疗技术不断发展过程中，各种医疗设备是临床诊疗、医学科研不可缺少的关键性诊断设备。其中部分设备成像过程复杂、原理理解较有难度，为了满足医院在职人员及医学院医学人才能力培养提高的需要，我们编写了本书，对医疗设备管理与检验技术知识进行了梳理。本书包括抗菌药物敏感试验、真菌感染的检验、病毒感染的检验、临床标本微生物检验、临床疾病免疫学检验、医疗器械质量管理、医疗器械管理信息系统、医疗设备使用安全风险管理信息化、流式细胞仪设备的管理、生化分析仪设备的管理、酶免疫分析仪设备的管理等内容，图文并茂、内容丰富，有助于读者明确知识原理，可供医疗器械科、临床检验专业的在职人员等参考使用。本书邀请了医院专家、医疗设备相关专家参与编写，在此一并表示感谢。限于我们的认识和能力，本书还存在不足之处，在此恳切希望读者给予批评指正。

目 录

第一章　抗菌药物敏感试验

细菌耐药性是指细菌对于抗菌药物表现为不敏感，有天然耐药和获得性耐药。天然耐药是指某种或某类细菌天然对某些抗菌药物不敏感；获得性耐药是由于细菌发生基因改变，导致其对抗菌药物由敏感变为不敏感。因此，在体外检测细菌对抗菌药物的敏感性，可指导临床合理选用抗菌药物。

第一节　临床常用抗菌药物

抗菌药物是指具有杀菌或抑菌活性的抗生素和化学合成药物的总称。前者是放线菌、真菌、细菌等合成的代谢产物，后者是经化学半合成或全合成的抗菌药物。

一、抗菌药物种类

临床常用的抗菌药物主要有β内酰胺类、氨基糖苷类、喹诺酮类、大环内酯类、糖肽类、磺胺类、四环素类、氯霉素类、林可酰胺类及合成抗菌药物等。

（一）β内酰胺类

β内酰胺类抗菌药物是指具有β内酰胺环这一化学结构的一大类抗菌药物，改变其侧链可形成许多不同抗菌谱及不同临床药理学特性的药物。临床常用的β内酰胺类抗菌药物有青霉素类、头孢菌素类，以及非典型β内酰胺类，如碳青霉烯类、拉氧头孢类、单环β内酰胺类及β内酰胺酶抑制剂的复合制剂等。

各种β内酰胺类抗菌药物作用相似，通过抑制细菌细胞壁合成而发挥抑菌和杀菌作用。细菌细胞壁合成是通过青霉素结合蛋白（PBP）催化完成。β内酰胺类抗菌药物通过与青霉素结合蛋白结合，抑制酶的活性从而抑制细菌细胞壁合成。

1.青霉素类

包括天然青霉素、耐青霉素酶青霉素、广谱青霉素、青霉素β内酰胺抑制剂复合药物。

（1）天然青霉素：有青霉素G、青霉素V，对不产青霉素酶的革兰阳性、革兰阴性球菌、厌氧菌具有杀菌作用。

（2）耐青霉素酶青霉素：如甲氧西林、苯唑西林、氯唑西林、氟氯西林等。

（3）广谱青霉素：广谱青霉素又分为氨基组青霉素、羧基组青霉素和脲基组青霉素。氨基组青霉素有氨苄西林、阿莫西林，作用于青霉素敏感的细菌、大部分大肠埃希菌、奇异变形杆菌、流感嗜血杆菌等革兰阴性杆菌；羧基组青霉素有替卡西林、羧苄西林，作用于产β内酰胺酶肠杆菌科细菌和假单胞菌属，对克雷伯菌属和肠球菌属无效，可协同氨基糖苷类抗菌药物作用于肠球菌；脲基组青霉素有哌拉西林、阿洛西林、美洛西林，作用于产β内酰胺酶肠杆菌科细菌和假单胞菌属。

（4）青霉素-β内酰胺抑制剂复合药物：有氨苄西林-舒巴坦、阿莫西林-克拉维酸、替卡西林-克拉维酸、哌拉西林-他唑巴坦，可用于产β内酰胺酶的革兰阴性和革兰阳性细菌。

2.头孢菌素类

与青霉素比较，其对β内酰胺酶的稳定性高于青霉素，抗菌谱较青霉素广、抗菌作用强。根据其抗菌谱、抗菌活性、对β内酰胺酶的稳定性以及肾毒性的不同分为五代。

（1）第一代头孢菌素：有头孢唑林、头孢噻吩、头孢拉定、头孢氨苄和头孢羟氨苄等。主要作用于需氧革兰阳性球菌，对β内酰胺酶的稳定性差，有一定肾毒性。

（2）第二代头孢菌素：有头孢呋辛、头孢孟多、头孢克洛和头孢丙烯等。对革兰阳性球菌的活性与第一代相仿或略差，对部分革兰阴性杆菌也具有抗菌活性，对各种β内酰胺酶较稳定，肾毒性小。

（3）第三代头孢菌素：有头孢噻肟、头孢曲松、头孢他啶、头孢哌酮、头孢克肟等。对肠杆菌科等革兰阴性杆菌具有强大抗菌作用，对β内酰胺酶高度稳定，对肾基本无毒性。头孢他啶、头孢哌酮尚可用于治疗铜绿假单胞菌所致的各种感染。

（4）第四代头孢菌素：有头孢吡肟、头孢匹罗、头孢噻利。对肠杆菌科细菌作用与第三代头孢菌素大致相似，其中对阴沟肠杆菌、产气肠杆菌、柠檬酸菌属等的部分菌株作用优于第三代头孢菌素，对铜绿假单胞菌的作用与头孢他啶相仿，对金黄色葡萄球菌等的作用较第三代头孢菌素强。

（5）第五代头孢菌素：有头孢洛林，其对包括耐甲氧西林金黄色葡萄球菌（MRSA）在内的革兰阳性菌具有强大的抗菌作用，同时保持了与最近几代头孢菌素相当的抗革兰阴性菌的活性。

头孢菌素对革兰阳性球菌的抗菌效果：一代头孢菌素＞二代头孢菌素＞三代头孢菌素；对革兰阴性杆菌的抗菌效果：一代头孢菌素＜二代头孢菌素＜三代头孢菌素；四代头孢菌素对于革兰阳性球菌和革兰阴性杆菌的作用几乎相同，并具有抗假单胞菌属作用。

3.碳青霉烯类

有亚胺培南、美罗培南、帕尼培南、法罗培南、厄他培南、比阿培南。具有超广谱的、极强的抗菌活性以及对β内酰胺酶高度的稳定性。因其有对β内酰胺酶稳定以及毒性低等特点，已经成为治疗严重细菌感染最主要的抗菌药物之一，但其对嗜麦芽窄食单胞菌耐药。

4.拉氧头孢类

（1）头霉烯类：有头孢西丁、头孢替坦、头孢美唑等，对革兰阳性菌和厌氧菌有较好的抗菌活性，但对非发酵菌无效。

（2）氧头孢烯类：代表药物为拉氧头孢和氟氧头孢，具有第三代头孢菌素的特点，抗菌谱广，对革兰阴性菌作用强，对产酶的金黄色葡萄球菌也具有一定的抗菌活性。

5.单环β内酰胺类

代表药物有氨曲南和卡芦莫南。对需氧革兰阴性菌如脑膜炎奈瑟菌、淋病奈瑟菌、流感嗜血杆菌、铜绿假单胞菌作用强。对革兰阳性菌和厌氧菌无作用。

6.β内酰胺酶抑制剂及复合制剂

代表药物有克拉维酸、舒巴坦、他唑巴坦。其对β内酰胺酶有很强的抑制作用，与相应抗生素联合用药能有效对抗临床耐药性的产生。

（二）氨基糖苷类

氨基糖苷类抗菌药物作用机制为：

（1）依靠离子吸附在菌体表面，造成生物膜的损伤。

（2）与细菌核糖体30S小亚基发生不可逆结合，抑制细菌蛋白质的合成。常见药物有链霉素、卡那霉素、妥布霉素、新霉素和庆大霉素等天然氨基糖苷类，以及阿米卡星、奈替米星等半合成氨基糖苷类药物。氨基糖苷类抗生素对需氧革兰阴性杆菌具有抗菌作用。

（三）喹诺酮类

1.第一代喹诺酮类

第一代喹诺酮类有萘啶酸和吡咯酸等，只对大肠埃希菌、志贺菌属、克雷伯菌属、少部分变形杆菌属有抗菌作用，因疗效不佳现已少用。

2.第二代喹诺酮类

第二代喹诺酮类抗菌谱进一步扩大，对革兰阴性菌和革兰阳性菌均有作用，抗菌活性强度依次为环丙沙星、氧氟沙星、罗美沙星、氟罗沙星、培氟沙星、诺氟沙星。

3.第三代喹诺酮类

第三代喹诺酮类有加替沙星、司帕沙星、妥舒沙星、左氧氟沙星、莫西沙星等。相对于第二代喹诺酮类，其对革兰阳性菌、厌氧菌（包括脆弱拟杆菌）、肺炎支原体、肺炎衣原体、军团菌以及结核分枝杆菌的抗菌作用增强。

（四）大环内酯类

大环内酯类作用机制为可逆结合细菌核糖体50S大亚基，抑制细菌蛋白质合成。常用药物有红霉素、螺旋霉素、阿奇霉素、克拉霉素、罗红霉素等。大环内酯类抗生素抗菌谱广，对大多数革兰阳性菌、部分革兰阴性菌及一些非典型致病菌（支原体、衣原体等）均有效。

（五）糖肽类

糖肽类的作用机制是与细菌细胞壁肽聚糖合成的前体D-丙氨酰-D-丙氨酸末

端结合，阻断肽聚糖合成，从而阻止细胞壁合成。常用的有万古霉素、去甲万古霉素和替考拉宁。抗菌谱主要为革兰阳性菌（革兰阳性球菌、杆菌和革兰阳性厌氧菌），对革兰阴性菌无效。由于其肾毒性明显，临床仅用于严重革兰阳性菌和耐药菌株（如MRS）感染。

（六）磺胺类

磺胺类的作用机制是竞争性地与二氢叶酸合成酶结合，阻止氨基苯甲酸与二氢叶酸合成酶结合，使细菌体内核酸合成的重要物质辅酶F钝化而导致细菌生长受到抑制。常用有三类。

1.全身感染用磺胺

本类药物口服后均可吸收，根据血药浓度持续时间不同可分为短效磺胺、中效磺胺和长效磺胺三类。目前临床上应用的主要是中效磺胺，常见的有磺胺甲噁唑和磺胺嘧啶两种。

2.肠道磺胺

本类磺胺口服后吸收甚少，主要在肠道中起作用，有柳氮磺嘧啶银、磺胺二甲氧嘧啶等。

3.外用磺胺

外用磺胺主要用于局部，有磺胺醋酰钠、磺胺米隆等。

（七）四环素类

四环素类的作用机制主要是与细菌核糖体的30S亚单位结合，抑制细菌蛋白质合成。四环素类分为短效、中效和长效。短效四环素有土霉素、四环素；中效四环素有地美环素、美他环素；长效四环素有多西环素、米诺环素。四环素为广谱抗菌药物，对革兰阳性菌和阴性菌以及立克次体、支原体、螺旋体、阿米巴等具有抗菌作用。

（八）氯霉素类

氯霉素类抗菌药物包括氯霉素、甲砜霉素，其作用机制为与细菌核糖体的50S亚基结合，抑制细菌蛋白合成，对革兰阳性菌和阴性菌均具有抗菌作用。

（九）林可酰胺类

林可酰胺类包括盐酸林可霉素和克林霉素。其作用机制是与细菌核糖体50S亚基结合，抑制蛋白质合成。主要作用于革兰阳性球菌和白喉棒状杆菌、破伤风梭菌等革兰阳性杆菌以及厌氧的革兰阴性脆弱类杆菌。

（十）其他抗菌药物

1.硝基呋喃类

有呋喃妥因和呋喃唑酮。其作用机制是干扰细菌体内氧化还原酶系统，阻断细菌代谢，对革兰阳性球菌和部分革兰阴性杆菌具有较强抑菌和杀菌作用。

2.硝基咪唑类

其作用机制是硝基环被厌氧菌还原而阻断细菌DNA合成，阻止DNA的转录、复制，导致细菌死亡。临床常使用的有甲硝唑和替硝唑。硝基咪唑类药物对革兰阳性、阴性厌氧菌有较好的抗菌作用，对需氧菌无效。

3.链阳霉素类

链阳霉素类代表药物是奎奴普丁-达福普汀，用于由多重耐药革兰阳性菌引起的严重感染。链阳霉素类除了对革兰阳性菌具有抗菌活性外，对部分革兰阴性菌和厌氧菌也有抗菌活性。

4.唑烷酮类

唑烷酮类代表药物是利奈唑胺，是细菌蛋白质合成抑制剂，主要用于治疗由需氧革兰阳性菌引起的感染。

5.利福霉素类

目前在临床应用的有利福平、利福喷汀及利福布汀。具有广谱抗菌作用，对结核分枝杆菌、麻风分枝杆菌、链球菌属等革兰阳性细菌作用很强，对某些革兰阴性菌也有效。

二、抗菌药物选择原则

选择合适的抗菌药物进行试验是药物敏感试验的关键环节。目前我国主要遵循美国临床实验室标准化研究所（Clinical and Laboratory Standards Institute，CLSI）推荐的抗菌药物选择方法（表1-1），并结合医院抗菌药物使用情况综合分析选出最佳的抗菌药物种类。CLSI依据抗菌药物的抗菌谱对测试抗菌药物进行细菌种属的分类，不同种属的细菌其抗菌药物不同。同时在每种属细菌的抗菌药物中又依据其临床疗效和使用情况不同分为5组。

（1）A组为常规药敏试验并常规报告的药物。

（2）B组为常规药敏试验有选择性报告的药物。

（3）C组为补充试验并选择报告的药物，即当对A组、B组药物呈现多重耐药时选用。

（4）U组为仅用于泌尿道感染的药敏试验药物。

（5）O组为对该组细菌有临床适应证，但一般不允许常规试验并报告的药物。

2019年CLSI推荐的非苛养菌药敏试验抗菌药物的选择方案见表1-1和1-2，其他细菌不进行介绍。

表1-1　2019年CLSI非苛养菌常规药敏试验和报告抗菌药物的建议分组（1）

	肠杆菌科	铜绿假单胞菌	葡萄球菌属	肠球菌属
A 组 首选试验 常规报告	氨苄西林	头孢他啶	阿奇霉素或	氨苄西林
	头孢唑啉	庆大霉素	克拉霉素或	青霉素
		妥布霉素	红霉素	
	庆大霉素	哌拉西林-他唑巴坦	克林霉素	
	妥布霉素		苯唑西林*	
			头孢西丁（替代苯唑西林）	
			青霉素	
			甲氧苄啶-磺胺甲噁唑	
B 组 首选试验 有选择报告	阿米卡星	阿米卡星	头孢洛林	达托霉素*
	阿莫西林-克拉维酸	氨曲南	达托霉素*	利奈唑胺
	氨苄西林-舒巴坦	头孢吡肟	利奈唑胺	特地唑胺

续表

	肠杆菌科	铜绿假单胞菌	葡萄球菌属	肠球菌属
B 组 首选试验 有选择报告	头孢他啶 – 阿维巴坦	头孢他啶 – 阿维巴坦	特地唑胺	万古霉素
	Ceftolozane– 他唑巴坦	Ceftolozane– 他唑巴坦		
	哌拉西林 – 他唑巴坦			
	头孢呋辛	环丙沙星	多西环素	
	头孢吡肟	左氧氟沙星	米诺环素	
	头孢替坦	多尼培南	四环素	
	头孢西丁	亚胺培南	万古霉素 *	
	头孢噻肟或 头孢曲松	美罗培南	利福平	
	环丙沙星			
	左氧氟沙星			
	多尼培南			
	厄他培南			
	亚胺培南			
	美洛培南			
	甲氧苄啶 – 磺胺甲噁唑			
C 组 补充试验 有选择报告	氨曲南		氯霉素	庆大霉素 （仅用于筛选高 水平耐药株）
	头孢他啶			
	头孢洛林		环丙沙星或左 氧氟沙星或莫 西沙星	链霉素（仅用于 筛选高水平耐药 株）
	氯霉素			

续表

	肠杆菌科	铜绿假单胞菌	葡萄球菌属	肠球菌属
C组 补充试验 有选择报告	四环素			达巴万星*
			庆大霉素	奥利万星*
			达巴万星*	特拉万星*
			奥利万星*	
			特拉万星*	
U组 补充试验 仅用于泌尿 道感染	头孢唑林		呋喃妥因	环丙沙星
	（无并发症 尿道感染的 替代试验）		磺胺异噁唑	左氧氟沙星
	磷霉素		甲氧苄啶	磷霉素
	呋喃妥因			呋喃妥因
	磺胺异噁唑			四环素
	甲氧苄啶			

注：*仅用于MIC法，纸片扩散法不可靠

表1-2 2019年CLSI非苛养菌常规药敏试验和报告抗菌药物的建议分组（2）

	不动杆菌属	洋葱伯克霍尔 德菌	嗜麦芽窄食单 胞菌	其他非肠杆菌 科菌
A组 首选试验 常规报告	氨苄西林-舒巴坦	左氧氟沙星*	甲氧苄啶-磺 胺甲噁唑	头孢他啶
	头孢他啶	美罗培南		庆大霉素
	环丙沙星	甲氧苄啶-磺胺 甲噁唑		妥布霉素
	左氧氟沙星			
	多利培南			
	亚胺培南			
	美罗培南			

续表

	不动杆菌属	洋葱伯克霍尔德菌	嗜麦芽窄食单胞菌	其他非肠杆菌科菌
A组 首选试验 常规报告	庆大霉素 妥布霉素			
B组 首选试验 有选择报告	阿米卡星 哌拉西林–他唑巴坦 头孢吡肟 头孢噻肟 头孢曲松 多西环素 米诺环素 甲氧苄啶–磺胺甲噁唑	头孢他啶 米诺环素	头孢他啶* 左氧氟沙星 米诺环素	阿米卡星 氨曲南 头孢吡肟 环丙沙星 左氧氟沙星 亚胺培南 美罗培南 哌拉西林–他唑巴坦 甲氧苄啶–磺胺甲噁唑
C组 补充试验 有选择报告		氯霉素*	氯霉素*	头孢噻肟 头孢曲松 氯霉素
U组 补充试验 仅用于泌尿道感染	四环素			磺胺异噁唑 四环素

注：*仅用于MIC法，纸片扩散法不可靠

第二节 抗菌药物敏感试验方法

抗菌药物敏感试验（antimicrobial susceptibility test，AST），简称药敏试验，是指在体外测定抗菌药物抑制或杀灭微生物能力的试验。常见的药敏试验方法有纸片扩散法、稀释法、抗菌药物梯度法（E-test）等。药敏试验的结果按照敏感、中介和耐药三种方式进行判断和报告，判断的标准是每年最新公布的CLSI标准。敏感（susceptible，S）是指当一种细菌引起的感染，用某种药物的常规剂量时治疗有效，这种细菌即对该药敏感。中介（intermediate，I）指当细菌引起的感染仅在应用某种抗菌药物高剂量时有效，或者细菌处于体内抗菌药物浓缩的部位时才被抑制，这种细菌对该药呈中度敏感，即中介。耐药（resistant，R）指受试菌株不能被抗菌药物在血液或体液中可能达到的浓度所抑制，这种细菌对该药耐药。

一、纸片扩散法

纸片琼脂扩散法又称Kirby-Bauer（K-B）法，由于操作简单，可灵活选择抗菌药物，且花费低，是WHO推荐的定性药敏试验的基本方法，目前在临床上广为应用。

（一）实验原理

将含有定量抗菌药物的纸片贴在已接种测试菌的琼脂平板上。纸片中所含的药物吸收琼脂中的水分溶解后，不断向纸片周围区域扩散，形成递减的梯度浓度。在纸片周围抑菌浓度范围内测试菌的生长被抑制，从而形成透明的抑菌圈。抑菌圈的大小反映测试菌对测定药物的敏感程度，并与该药对测试菌的最低抑菌浓度（MIC）成负相关关系，即抑菌圈越大，MIC越小。

（二）实验材料

1.培养基

水解酪蛋白（Mueller-Hinton，M-H）培养基是CLSI推荐用于兼性厌氧菌和需氧菌药敏试验的标准培养基，pH为7.2～7.4，对那些营养要求高的细菌如流感嗜血杆菌、淋病奈瑟菌、链球菌属等需加入补充物质。培养基厚度要求为4mm。配制好的M-H平板当天使用或置塑料密封袋中4℃备用，使用前应将平板置35℃孵育箱孵育15分钟，使其表面干燥。

2.抗菌药物纸片

选择直径6.35mm、吸水量为20μL的药敏专用纸片，用逐片加样或浸泡方法使每片含药量达到规定浓度。药敏纸片冷冻干燥后贮藏于密封瓶内，−20℃保存于无霜冷冻冰箱内，日常工作用的少量纸片可保存于4℃冰箱1周内使用。

3.菌液

药敏试验的待检菌菌液浓度要求一般为0.5麦氏单位，相当于1.5×10^8CFU/mL的含菌量。一般采用比浊法校正待检菌菌液浓度，菌液制备的方法有两种：

（1）生长法：用接种环挑取分纯的被检菌菌落4～5个，接种于3～5mL M-H肉汤，置35℃孵箱培养4小时后，用生理盐水或肉汤校正菌液浓度至与0.5麦氏标准比浊管相同。

（2）直接调制法：用接种环挑取适量菌落溶于无菌生理盐水中，振荡混匀，校正细菌悬液浓度至与0.5麦氏标准比浊管相同。校正浓度后的菌液应在15分钟内接种完毕。

（三）实验步骤

1.接种

用无菌棉拭子蘸取菌液，在管内壁将多余菌液旋转挤去后，在M-H琼脂表面密集涂布接种3次，每次旋转平板60°，最后沿平板内缘涂抹1周。盖上皿盖，置室温放置3～5分钟，使平皿表面稍干。接种时，注意无菌操作。

2.贴抗菌药物纸片

用纸片分配器或无菌镊子将选定的含药纸片紧贴于琼脂表面，用镊尖轻压纸片使其与琼脂紧贴。各纸片中心的距离＞24mm，纸片距平皿内缘＞15mm，纸片贴上后不可再移动，因为纸片与培养基接触后其所含的药物已开始扩散到培养基中。用无菌镊子贴不同含药纸片前，须将镊子在酒精灯上灭菌。

3.培养

将贴好纸片的平板底部向上置35℃±2℃孵育箱培养16～18小时后判读结果。苛养菌应在含5%CO_2环境中培养20～24小时。苯唑西林、甲氧西林、奈夫西林和万古霉素的药敏试验需培养24小时。为了使平板受热均匀，平板最好单独平放，最多不超过两个叠放。

（四）结果判断和报告

用游标卡尺或厘米尺量取抑菌圈直径（mm），肉眼观察无明显细菌生长的区域作为抑菌圈边缘。在抑菌圈边缘借助放大镜才能观察到的微小菌落生长可忽略不计。

依据CLSI对细菌抑菌圈直径和最低抑菌浓度（MIC）的解释标准，对所量取的抑菌圈直径做出"敏感""耐药"和"中介"的判断。部分细菌的抑菌圈直径和最低抑菌浓度解释标准见表1-3至表1-6。

表1-3 葡萄球菌属细菌抑菌圈直径及MIC折点

抗生素	纸片含量	抑菌圈直径（mm）			MIC（μg/mL）		
		S	I	R	S	I	R
青霉素	10单位	≥29	—	≤28	≤0.12	—	≥0.25
苯唑西林（用于金葡萄球菌和路邓葡萄球菌）	30μg头孢西丁*（替代苯唑西林）				≤2（苯唑西林）	—	≥4（苯唑西林）
		≥22	—	≤21	≤4（头孢西丁）	—	≥5（头孢西丁）
苯唑西林（用于伪中间葡萄球菌和施氏葡萄球菌）	1μg苯唑西林	≥18	—	≤17	≤0.25	—	≥0.5
苯唑西林（用于CoNS[b]，路邓葡萄球菌、伪中间葡萄球菌和施氏葡萄球菌除外）	30μg头孢西丁*（替代苯唑西林）	≥25	—	≤24	≤0.25（苯唑西林）	—	≥0.5（苯唑西林）

抗生素	纸片含量	抑菌圈直径（mm）			MIC（μg/mL）		
		S	I	R	S	I	R
头孢洛林	30μg	≥24	21～23	≤20	≤1	2	≥4
万古霉素（用于金黄色葡萄球菌）	—	—	—	—	≤2	4～8	≥16
万古霉素（用于CoNS）	—	—	—	—	≤4	8～16	≥32
替考拉宁					≤8	16	≥32
庆大霉素	10μg	≥15	13～14	≤12	≤4	8	≥16
阿奇霉素或克拉霉素或红霉素	15μg	≥18	14～17	≤13	≤2	4	≥8
	15μg	≥18	14～17	≤13	≤2	4	≥8
	15μg	≥23	14～22	≤13	≤0.5	1～4	≥8
四环素	30μg	≥19	15～18	≤14	≤4	8	≥16
米诺环素	30μg	≥19	15～18	≤14	≤4	8	≥16
	5μg	≥21	16～20	≤15	≤1	2	≥4
环丙沙星或左氧氟沙星	5μg	≥19	16～18	≤15	≤1	2	≥4
莫西沙星	5μg	≥24	21～23	≤20	≤0.5	1	≥2
呋喃妥因	300μg	≥17	15～16	≤14	≤32	64	≥128
克林霉素	2μg	≥21	15～20	≤14	≤0.5	1～2	≥4
甲氧苄啶-磺胺异噁唑	1.25/23.75μg	≥16	11～15	≤10	≤2/38	—	≥4/76
氯霉素	30μg	≥18	13～17	≤12	≤8	16	≥32

表1-4 肠杆菌科细菌的抑菌圈直径及MIC折点

抗生素	纸片含量	抑菌圈直径（mm）			MIC（μg/mL）		
		S	I	R	S	I	R
氨苄西林	10μg	≥17	14~16	≤13	≤8	16	≥32
阿莫西林-克拉维酸	20/10μg	≥18	14~17	≤13	≤8/4	16/8	≥32/16
氨苄西林-舒巴坦	10/10μg	≥15	12~14	≤11	≤8/4	16/8	≥32/16
Ceftolozane-他唑巴坦	30/10μg	≥21	18~20	≤17	≤2/4	4/4	≥8/4
哌拉西林-他唑巴坦	100/10μg	≥21	18~20	≤17	≤16/4	32/4~64/4	≥128/4
头孢唑啉	30μg	≥15	—	≤14	≤16	—	≥32
头孢吡肟	30μg	≥25	19~24	≤18	≤2	4~8	≥16
头孢噻肟或头孢曲松	30μg	≥26	23~25	≤22	≤1	2	≥4
	30μg	≥23	20~22	≤19	≤1	2	≥4
头孢西丁	30μg	≥18	15~17	≤14	≤8	16	≥32
头孢呋辛（注射用）	30μg	≥18	15~17	≤14	≤8	16	≥32
头孢他啶	30μg	≥21	18~20	≤17	≤4	8	≥16
氨曲南	30μg	≥21	18~20	≤17	≤4	8	≥16
多尼培南	10μg	≥23	20~22	≤19	≤1	2	≥4
厄他培南	10μg	≥22	19~21	≤18	≤0.5	1	≥2
亚胺培南	10μg	≥23	20~22	≤19	≤1	2	≥4
美洛培南	10μg	≥23	20~22	≤19	≤1	2	≥4
庆大霉素	10μg	≥15	13~14	≤12	≤4	8	≥16
妥布霉素	10μg	≥15	13~14	≤12	≤4	8	≥16
阿米卡星	30μg	≥17	15~16	≤14	≤16	32	≥64

抗生素	纸片含量	抑菌圈直径（mm）			MIC（μg/mL）		
		S	I	R	S	I	R
阿奇霉素	15μg	≥13	—	≤12	≤16	—	≥32
四环素	30μg	≥15	12～14	≤11	≤4	8	≥16
多西环素	30μg	≥14	11～13	≤10	≤4	8	≥16
环丙沙星	5μg	≥21	16～20	≤15	≤1	2	≥4
环丙沙星（沙门菌）	5μg	≥31	21～30	≤20	≤0.06	0.12～0.5	≥1
左氧氟沙星	5μg	≥17	14～16	≤13	≤2	4	≥8
左氧氟沙星（沙门菌）	—	—	—	—	≤0.12	0.25～0.1	≥2
加替沙星	5μg	≥18	15～17	≤14	≤2	4	≥8
甲氧苄啶-磺胺异噁唑	1.25/23.75μg	≥16	11～15	≤10	≤2/38	—	≥4/76
呋喃妥因	300μg	≥17	15～16	≤14	≤32	64	≥128

表1-5　铜绿假单胞菌抑菌圈直径及MIC折点

抗生素	纸片含量	抑菌圈直径（mm）			MIC（μg/mL）		
		S	I	R	S	I	R
哌拉西林	100μg	≥21	15～20	≤14	≤16	32～64	≥128
哌拉西林-他唑巴坦	100/10μg	≥21	15～20	≤14	≤16/4	32/4～64/4	≥128/4
头孢他啶-阿维巴坦	30/20μg	≥21	—	≤20	≤8/4	—	≥16/4
Ceftolozane-他唑巴坦	30/10μg	≥21	17～20	≤16	≤4/4	8/4	≥16/4
头孢他啶	30μg	≥18	15～17	≤14	≤8	16	≥32
头孢吡肟	30μg	≥18	15～17	≤14	≤8	16	≥32

抗生素	纸片含量	抑菌圈直径（mm）			MIC（μg/mL）		
		S	I	R	S	I	R
氨曲南	30μg	≥22	16～21	≤15	≤8	16	≥32
多尼培南	10μg	≥19	16～18	≤15	≤2	4	≥8
亚胺培南	10μg	≥19	16～18	≤15	≤2	4	≥8
美罗培南	10μg	≥19	16～18	≤15	≤2	4	≥8
庆大霉素	10μg	≥15	13～14	≤12	≤4	8	≥16
妥布霉素	10μg	≥15	13～14	≤12	≤4	8	≥16
阿米卡星	30μg	≥17	15～16	≤14	≤16	32	≥64
环丙沙星	5μg	≥21	16～20	≤15	≤1	2	≥4
左氧氟沙星	5μg	≥17	14～16	≤13	≤2	4	≥8

表1-6　不动杆菌属细菌抑菌圈直径及MIC折点

抗生素	纸片含量	抑菌圈直径（mm）			MIC（μg/mL）		
		S	I	R	S	I	R
氨苄西林-舒巴坦	10/10μg	≥15	12～14	≤11	≤8/4	16/8	≥32/16
哌拉西林-他唑巴坦	100/10μg	≥21	18～20	≤17	≤16/4	32/4～64/4	≥128/4
头孢他啶	30μg	≥18	15～17	≤14	≤8	16	≥32
头孢吡肟	30μg	≥18	15～17	≤14	≤8	16	≥32
头孢噻肟	30μg	≥23	15～22	≤14	≤8	16～32	≥64
头孢曲松	30μg	≥21	14～20	≤13	≤8	16～32	≥64
多利培南	10μg	≥18	15～17	≤14	≤2	4	≥8
亚胺培南	10μg	≥22	19～21	≤18	≤2	4	≥8
美罗培南	10μg	≥18	15～17	≤14	≤2	4	≥8
庆大霉素	10μg	≥15	13～14	≤12	≤4	8	≥16

抗生素	纸片含量	抑菌圈直径（mm）			MIC（μg/mL）		
		S	I	R	S	I	R
妥布霉素	10μg	≥15	13～14	≤12	≤4	8	≥16
阿米卡星	30μg	≥17	15～16	≤14	≤16	32	≥64
环丙沙星	5μg	≥21	16～20	≤15	≤1	2	≥4
左氧氟沙星	5μg	≥17	14～16	≤13	≤2	4	≥8
甲氧苄啶-磺胺异噁唑	1.25/23.75μg	≥16	11～15	≤10	≤2/38	—	≥4/76

某些细菌的抑菌圈在判读时有特殊要求。

（1）葡萄球菌属对利奈唑胺以及肠球菌属对万古霉素的敏感试验，应用透射光判读（举起平板正对着光源），在抑菌圈内任何可辨别的菌落生长均提示为耐药。

（2）某些细菌在抑菌圈内有散在菌落生长，提示可能是由菌液不纯引起的混合培养，必须再分离鉴定及试验，也可能提示为高频突变株。

（3）变形杆菌迁徙生长使抑菌圈内生成的薄层菌可忽略不计。

（4）链球菌应检测生长抑菌圈而不是溶血圈。

（5）由于培养基内可能存在拮抗剂，甲氧苄啶和磺胺类药物抑菌环内可允许出现菌株轻微生长，因此，在测量抑菌环直径时可忽视轻微生长（20%或较少菌苔生长），而测量较明显抑制的边缘。

（五）质量控制

1.影响因素

（1）培养基：可以自制，也可以购买。自制培养基要检测其相应的性能，如无菌试验、生长试验等。购买的培养基要检查并记录每批号和（或）批次产品的破损、污染状况，以及外观、冷冻或受热等信息。如培养基pH超过规定范围，碱性可扩大氨基糖苷类药物的抑菌圈，酸性可扩大四环素族药物的抑菌圈；琼脂过厚、过硬会影响药物渗透，造成抑菌圈缩小。

（2）药敏纸片：纸片质量是影响药敏试验结果的主要因素。纸片含药量直接影响抑菌环的大小，它与纸片的重量、吸水性、直径有关。保存条件以低温干燥为佳，纸片保存不当可使药效降低。β内酰胺类药敏纸片应冷冻储存，且不超过1周，否则效价降低。

（3）细菌浓度：待检菌液的浓度、接种量应达到规定的麦氏比浊标准，菌液浓度过大可使抑菌环缩小，反之亦然。

（4）操作方法：涂布细菌方法、纸片贴放位置、纸片移动、孵箱内平板的放置方法等都将影响结果。

（5）培养条件、温度和时间的控制：置35℃孵育16～24小时，量取抑菌圈直径。苯唑西林、甲氧西林、奈夫西林和万古霉素的药敏试验需培养24小时。

（6）抑菌环测量工具的精度及测量方法：一般常用精确度为0.1mm的游标卡尺，测量范围以抑菌环边缘肉眼见不到细菌明显生长为限。

2.质量控制的要求

（1）质控菌：控制以上诸多影响药敏试验因素的主要措施是采用标准菌株进行质控。常用的标准菌株有金黄色葡萄球菌ATCC 25923、大肠埃希菌ATCC 25922、铜绿假单胞菌ATCC 27853、粪肠球菌ATCC 29212等。标准菌株应每周在M-H琼脂上传代一次，4℃保存。

（2）质控方法：在同一条件下，将新鲜传代质控菌株用与常规实验相同的测定药物进行相同方法操作，测定质控菌株的抑菌环，以对照监测。原则上要求每天做临床测定的同时做质控，在实验条件恒定的情况下，每周测2次即可。

（3）抑菌圈质控范围：标准菌株的抑菌圈应落在规定范围内，这个范围为95%的可信限，即日间质控得到的抑菌环直径在连续20个数值中仅允许1个超出这个范围。如果经常有质控结果超出该范围，则不应报告，应从上述影响因素中找原因，并及时纠正。每日标准菌株的测定结果的均值应接近允许范围的中间值，变化数不得超过2mm，否则说明操作中有不规范之处，应予以调整。纸片扩散法药敏试验质量控制要求见表1-7。

表1-7　纸片扩散法药敏试验质量控制要求

细菌种类	培养基	菌悬液浓度	培养温度（℃）	培养环境	培养时间（小时）	质控菌株
肠杆菌科	MHA	0.5麦氏	35±2	空气	16～18	ATCC 25922 ATCC 27853
铜绿假单胞菌	MHA	0.5麦氏	35±2	空气	16～18	ATCC 27853
不动杆菌属、嗜麦芽窄食单胞菌、洋葱伯克霍尔德菌	MHA	0.5麦氏	35±2	空气	20～24	ATCC 25922 ATCC 27853
葡萄球菌属[a]	MHA	0.5麦氏	35±2	空气	16～18	ATCC 25923 ATCC 29213
肠球菌属[b]	MHA	0.5麦氏	35±2	空气	16～18	ATCC 25923

二、稀释法

稀释法是在体外定量检测抗菌药物对细菌的抑制或杀菌浓度来判断细菌对药物敏感性的方法，有肉汤稀释法和琼脂稀释法两种。

（一）实验原理

将抗菌药物做倍比稀释，在每个稀释浓度的药物中均接种相同定量的待测菌，孵育一定时间后，观察能够抑制被测菌生长的最低药物浓度即最低抑菌浓度（minimal inhibitory concentration，MIC），根据CLSI提供的MIC解释标准判断细菌对抗菌药物的敏感情况。

（二）实验方法

1.肉汤稀释法

（1）培养基：种类同纸片扩散法，只是为液体培养基。液体培养基配制完毕后25℃条件下校正pH至7.2～7.4。

（2）药物稀释：药物原液的制备和稀释遵照CLSI的指南进行，有宏量稀释法和微量稀释法。宏量稀释法肉汤含量每管≥1.0mL（通常2mL），微量稀释法每孔含0.1mL。

（3）接种：0.5麦氏标准浊度的菌液。菌液浓度的校正液宏量稀释法用肉汤，微量稀释法用蒸馏水或生理盐水。配置好的菌液于15分钟内接种完毕，35℃孵育16～20小时。嗜血杆菌属、链球菌属孵育时间20～24小时。葡萄球菌属对苯唑西林和万古霉素、肠球菌属对万古霉素的药敏试验孵育时间为24小时。

（4）结果判断：肉眼观察试管内或小孔内无细菌生长的最低药物浓度即为MIC。根据CLSI提供的MIC解释标准判断试验得到的MIC是敏感、中介或耐药。

近年来临床微生物实验室应用较多的商品化的药敏试验法就是微量肉汤稀释法，它是将多种抗菌药物整合在一块板上，每个药物有耐药、中介和敏感三个浓度梯度。该方法可同时测定细菌对多种药物敏感情况。

2.琼脂稀释法

（1）培养基：配制M-H琼脂并校正pH至7.2～7.4；将已稀释的抗菌药物按1:9加入预先在45～50℃水浴中平衡融化的M-H琼脂中，充分混匀后倾入平皿，使琼脂厚度为3～4mm，制成含递减浓度的抗菌药物琼脂平板。将室温凝固的含药M-H平板放入密封袋置于2～8℃备用，贮存日期为5天。易降解的抗菌药物在使用48小时之内配制平板。

（2）接种：将0.5麦氏浊度菌液稀释10倍，以多点接种器吸取（为1～2μL）接种于琼脂表面，稀释菌液于15分钟内接种完毕，使平皿接种菌量为1×10^4CFU/点。35℃孵育16～20小时。嗜血杆菌属、链球菌属孵育时间20～24小时。

（3）结果判断：将平板置于暗色、无反光的表面上判断终点，以抑制细菌生长的最低药物稀释度为终点。药敏试验结果可用MIC（μg/mL）报告，也可对照CLSI标准用敏感（S）、中介（I）、耐药（R）报告。

该法的优点是：①可自由选择药物。②每个平板可同时测定多株细菌。③可观察被检菌落生长良好与否。④能发现污染的菌落。

三、E-test法

E-test法是一种结合了纸片扩散法和稀释法检测MIC的药敏试验。

（一）实验原理

E-test试条上固定的抗菌药物呈连续指数增长的浓度梯度分布，当把试条放在接种有细菌的琼脂平板上，抗菌药物从试条向周围扩散，在平板上也呈浓度梯度分布，在有效的杀菌浓度区，细菌不生长，围绕试条形成椭圆形抑菌环，环的边缘与试条相交的刻度即为该抗菌药物对细菌的MIC。

（二）实验方法

将药敏纸条放置在已涂布细菌的M-H平板上，试条刻度面朝上，药物最高浓度处应靠平板边缘。用镊子轻压以驱赶其下方的气泡。90mm平板上可放E试条1～2条，140mm平板最多可放6条。置35℃培养18～24小时，观察结果。

（三）结果判断

培养后围绕试条可形成一个椭圆形的抑菌圈，在抑菌圈和试条的横切相交处试条上的读数刻度即是抗菌药物对被检菌的MIC。当无抑菌环时MIC≥最大浓度；当抑菌环延伸至试条下方，与试条无交点时，MIC≤最小浓度。

E-test法操作简单、影响因素少、结果直观准确、稳定性高，连续浓度梯度与琼脂稀释法相关性好。常用于苛养菌、厌氧菌、酵母菌、分枝杆菌的药物敏感试验。

四、联合药物敏感试验

联合药物敏感试验是用于临床上需要两种药物联合在一起使用时的抑菌或杀菌能力检查。

（一）临床上在以下情况常联合使用抗菌药物

（1）用于病原菌尚未确定的急、重症感染的经验资料，以扩大抗菌治疗的覆盖面。

（2）治疗多种细菌所引起的混合感染。

（3）对于某些耐药菌可取得协同抗菌作用。

（4）预防或推迟治疗过程中细菌耐药性的发生。

（5）联合用药可减少某些抗菌药物用量而减轻其毒副反应。

（二）抗菌药物联合使用时可出现4种结果

（1）无关作用：两种药物联合在一起时的抗菌活性等于其单独活性。

（2）拮抗作用：两种药物联合在一起时的抗菌作用显著低于单独抗菌活性。

（3）累加作用：两种药物联合在一起时的抗菌活性等于两种单独抗菌活性之和。

（4）协同作用：两种药物联合在一起时的抗菌活性大于其单独作用的总和。

联合药敏试验有棋盘稀释法、单药纸片搭桥法、纸条法等。目前临床实验室常用的是棋盘稀释法。棋盘稀释法利用肉汤稀释法原理，首先分别测定拟联合的抗菌药物对检测菌的MIC。根据所得MIC，确定药物稀释度（一般为6～8个稀释度），药物最高浓度为其MIC的2倍，依次对倍稀释。两种药物的稀释分别在方阵的纵列和横列进行，这样在每管（孔）中可得到不同浓度组合的两种药物混合液。接种菌量为5×10^{5}CFU/mL，35℃培养18～24小时后观察结果，测定两药联合时的MIC值，计算部分抑菌浓度（fractional inhibitory concentration，FIC）指数，以检测两种抗菌药物之间的药效相关性。

$$FIC指数 = \frac{A药联合时的MIC}{A药单测时的MIC} + \frac{B药联合时的MIC}{B药单测时的MIC}$$

判断标准：FIC指数<0.5为协同作用；0.5～1为相加作用；1～2为无关作用；大于2为拮抗作用。

第三节　细菌耐药性检测

细菌耐药性检测是通过鉴定细菌的耐药表型或耐药基因而明确细菌的耐药机制，为临床选择有效抗菌药物治疗提供依据。

一、细菌耐药性与耐药机制

细菌因为对抗菌药物产生耐药性的机制主要有以下4种：

（一）产生抗菌药物灭活酶

细菌发生基因变化而获得具有编码药物灭活酶的基因，基因表达产生药物灭活酶，酶发挥作用破坏抗菌药物的活性基团，使其抗菌活性降低或丧失。一种细菌可产生一种或多种药物灭活酶，常见的药物灭活酶有水解酶、钝化酶和修饰酶。

1.水解酶

产生水解酶是一种重要的耐药机制，主要有 β 内酰胺酶，包括广谱酶、超广谱 β 内酰胺酶、金属酶、Amp C酶等。在临床上以革兰阴性杆菌产生的超广谱 β 内酰胺酶最受重视。

2.钝化酶氨基糖苷类

钝化酶是细菌对氨基糖苷类产生耐药的最重要原因，此外还有氯霉素乙酰转移酶、红霉素酯化酶等。

3.修饰酶氨基糖苷类

药物修饰酶催化氨基糖苷药物氨基或羟基的共价修饰，使得氨基糖苷类药物与核糖体的结合减少，从而降低药物的抗菌活性。

（二）抗菌药物作用靶位改变

细菌编码抗菌药物作用靶位蛋白的基因发生改变，导致药物作用部位的结构改变，使得抗菌药物不能有效结合细菌而抑制或降低其抗菌活性。常见的抗菌药物靶位蛋白有青霉素结合蛋白（PBP）、DNA解旋酶、DNA拓扑异构酶Ⅳ等。PBP是 β 内酰胺类抗菌药物的作用靶位。DNA解旋酶、DNA拓扑异构酶Ⅳ是喹诺酮类药物的靶位蛋白。

（三）抗菌药物渗透障碍

细菌细胞膜是一种高选择性的渗透性屏障，控制着细胞内外物质交流。细胞膜的脂质双层结构可使亲脂性药物通过；脂双层中镶嵌的通道蛋白，是一种非特异性的、跨细胞膜的水溶性扩散通道，可使一些 β 内酰胺类抗菌药物通过通道蛋白进入细菌体内。细胞膜通道蛋白丢失和细菌生物被膜形成，都可使细菌膜通透性下降而导致耐药。

（四）药物的主动转运系统亢进

细菌对抗菌药物的主动转运（又称外排泵系统）功能增强也是造成细菌耐药的机制。

在上述4种耐药机制中，第一、二种耐药机制具有专一性，第三、四种耐药机制不具有专一性。

二、耐药表型的检测

细菌耐药表型是细菌耐药机制的外在表现，检测细菌的耐药表型有利于明确细菌的耐药机制，科学评价和分析细菌的耐药性，指导临床合理选择抗菌药物。

（一）β内酰胺酶检测

主要有头孢硝噻吩纸片法和碘淀粉测定法。头孢硝噻吩纸片法：对于革兰阳性球菌，直接用无菌牙签挑取16～20小时的菌落或其细菌悬液涂抹头孢硝噻吩纸片；对于革兰阴性杆菌，提取细菌裂解液涂抹头孢硝噻吩纸片，8～10分钟后观察结果，纸片由黄色变为红色为阳性，表明待检菌产生β内酰胺酶。如β内酰胺酶阳性，表示流感嗜血杆菌、淋病奈瑟菌和卡他莫拉菌对青霉素、氨苄西林、阿莫西林耐药；葡萄球菌和肠球菌对青霉素（包括氨基、羧基和脲基青霉素）耐药。

（二）超广谱β内酰胺酶检测

超广谱β内酰胺酶（Extended spectrum beta lactamases，ESBLs）是一种质粒介导的能水解青霉素类、头孢菌素及单环β内酰胺类的酶，多见于克雷伯菌、大肠埃希菌、变形杆菌属等肠杆菌以及不动杆菌、铜绿假单胞菌等。ESBLs不能水解头孢霉素类、碳青霉烯类药物，能被克拉维酸、舒巴坦、他唑巴坦等β内酰胺酶抑制剂所抑制。目前，ESBLs检测方法常用纸片扩散法、肉汤稀释法。

1.纸片扩散法

按照常规药敏试验纸片扩散法进行初筛试验或确证试验操作，检测药物及判断标准见表1-8。

表1-8　肺炎克雷伯菌、产酸克雷伯菌、大肠埃希菌和奇异变形杆菌ESBLs初筛和确证试验

	初筛试验	确证试验
结果判断	肺炎克雷伯菌、产酸克雷伯菌、大肠埃希菌抑菌圈直径： 头孢泊肟（10μg）≤17mm或 头孢他啶（30μg）≤22mm或 氨曲南（30μg）≤27mm或 头孢噻肟（30μg）≤27mm或 头孢曲松（30μg）≤25mm 奇异变形杆菌抑菌圈直径： 头孢泊肟（10μg）≤22mm或 头孢他啶（30μg）≤22mm或 头孢噻肟（30μg）≤27mm 上述结果提示菌株可能产ESBLs	头孢他啶（30μg） 头孢他啶/克拉维酸（30/10μg）和 头孢噻肟（30μg） 头孢噻肟/克拉维酸（30/10μg） 两组中任何一组药物加克拉维酸与不加克拉维酸的抑菌圈相比，增大值≥5mm时判断为产ESBLs菌株

2.肉汤稀释法

（1）表型初筛试验：按照常规标准肉汤稀释法进行操作：检测头孢他啶、氨曲南、头孢噻肟、头孢曲松、头孢泊肟对肺炎克雷伯菌、产酸克雷伯菌、大肠埃希菌的MIC，若试验结果出现任何一种即头孢泊肟MIC≥8μg/mL、其他几种药物均为MIC≥2μg/mL，提示菌株为初筛试验阳性。初筛奇异变形杆菌时，头孢他啶、头孢噻肟、头孢泊肟任何一种药物的MIC≥2μg/mL，提示菌株为初筛试验阳性。

（2）表型确证试验：用头孢他啶（0.25~128μg/mL）/头孢他啶/克拉维酸（0.25/4~128/4μg/mL）或头孢噻肟（0.25~64μg/mL）/头孢噻肟/克拉维酸（0.25/4~64/4μg/mL）复合药物进行试验，当任何一个复合药物组的MIC小于或等于单独药物组MIC3个倍比稀释度时，即判断为产ESBLs菌株。

（三）AmpC酶检测

AmpC酶是在革兰阴性菌中发现的由染色体或质粒介导的水解头孢菌素的Ⅰ型β内酰胺酶，可分为诱导酶和非诱导酶。与ESBLs不同的是，AmpC酶对三代头孢菌素耐药，对四代头孢菌素敏感且不被酶抑制剂克拉维酸所抑制，但其酶活性可被氯唑西林和硼酸抑制。头孢西丁三维试验是检测AmpC酶的经典方法。除此之外，还有以硼酸化合物为抑制剂检测肺炎克雷伯菌和大肠埃希菌的AmpC酶、AmpC Disk、头孢西丁琼脂基础法等。

（四）耐甲氧西林葡萄球菌检测

耐甲氧西林葡萄球菌（MRS）检测方法有头孢西丁纸片扩散法、苯唑西林琼脂稀释法等。

（1）甲氧西林耐药金黄色葡萄球菌（MRSA）的检测：对30μg头孢西丁纸片的抑菌圈直径≤21mm或苯唑西林MIC≥4μg/mL的金黄色葡萄球菌。

（2）耐甲氧西林葡萄球菌（MRS）的检测：对30μg头孢西丁纸片的抑菌圈直径≤24mm或苯唑西林MIC≥0.5μg/mL的凝固酶阴性葡萄球菌（除路邓葡萄球菌、伪中间葡萄球菌和施氏葡萄球菌以外）。

（五）D试验-克林霉素诱导耐药试验

对大环内酯类耐药的葡萄球菌，可能对克林霉素耐药。纸片法D试验检测：使用M-H平板或血平板，对于葡萄球菌，距红霉素纸片（15μg/片）边缘15~26mm处放置克林霉素纸片（2μg/片）进行检测；对于肺炎链球菌和β溶血链球菌，将红霉素（15μg/片）和克林霉素（2μg/片）贴在相邻位置，纸片边缘相距12mm。在35℃空气孵育16~18小时（肺炎链球菌和β溶血性链球菌在35℃，5%CO_2环境中孵育20~24小时）后，邻近红霉素纸片一侧的克林霉素抑菌环出现"截平"现象为阳性，称为"D"抑菌环，提示存在可诱导的克林霉素耐药，应报告菌株对其耐药；若无"截平"现象，应报告菌株对克林霉素敏感。

（六）氨基糖苷类高水平耐药和万古霉素耐药的肠球菌检测

1.氨基糖苷类高水平耐药

肠球菌（HLAR）检测肠球菌对120μg庆大霉素纸片抑菌圈直径≤6mm或MIC≥500μg/mL时，对300μg链霉素纸片抑菌圈直径≤6mm或MIC≥1000μg/mL（肉汤稀释法）或MIC>2000μg/mL（琼脂稀释法）时，称为氨基糖苷类高水平耐药。

2.万古霉素耐药肠球菌（VRE）检测

肠球菌对30μg万古霉素纸片抑菌圈直径≤14mm或MIC≥32μg/mL时，称为万古霉素耐药。对于万古霉素抑菌圈为中介的菌株，应用MIC法检测。若万古霉素MIC值为8~16μg/mL，应取1~10μL的0.5麦氏浊度肠球菌属菌液，涂布接种于含

6μg/mL万古霉素的脑心浸液琼脂培养基表面，35℃孵育24小时，若有菌落生长则报告万古霉素对肠球菌耐药。

三、耐药基因型检测

耐药基因检测主要用于鉴别MIC处于临界点的细菌耐药机制的研究。

（一）临床可检测的耐药基因

1.β内酰胺类抗菌药物的耐药基因

（1）青霉素结合蛋白（PBP）基因：耐甲氧西林的金黄色葡萄球菌是由mecA基因介导的耐药，肺炎链球菌对青霉素耐药是由于PBP基因突变而致。

（2）β内酰胺酶基因：由革兰阴性菌的质粒介导产生，种类繁多，如blaTEM、blaSHV、blaCTX-M、blaOXA、blaPER、blaVEB基因等。

2.糖肽类抗菌药物耐药基因

肠球菌对糖肽类抗菌药物的耐药由vanA、vanB、vanC、vanD等基因介导，测定这些基因可以预测对万古霉素和替考拉宁的耐药性。

3.大环内酯类抗菌药物耐药基因

红霉素甲基酶erm基因、大环内酯类泵出基因mef4、mefE、msrA等基因参与了红霉素的耐药。

4.喹诺酮类抗菌药物耐药基因

常与gyr和par基因突变有关。

5.分枝杆菌耐药基因

对利福平的耐药与rpoB基因变异有关，对异烟肼的耐药与katG基因和inhA基因有关。

（二）检测耐药基因的方法

检测耐药基因的方法主要有PCR、多重PCR、实时荧光PCR、限制性片段长度多态性分析（PCR-RFLP）、单链构象多态性分析（PCR-SSCP）、PCR-线性探针分析、基因芯片技术、自动DNA测序等。

第二章　真菌感染的检验

真菌孢子具有空气播散等特点，真菌的检验操作需特别注意生物安全防护。真菌的微生物学检验一般采用直接镜检和真菌培养两种方法，根据形态学特征进行诊断。必要时进行血清学检查和核酸检测。真菌药物敏感性试验是指导临床医生用药的重要手段，分为定性试验和定量试验。

第一节　真菌感染标本的采集与处理

标本采集正确与否与结果的阳性率关系密切，临床可根据病情采集标本。浅部感染可取病变部位的鳞屑、病发或指（趾）甲。深部感染真菌则取病变部位的痰、脓液、血液、脑脊液、胸腔积液及分泌物等。标本采集时应注意：

（1）标本应新鲜，并尽量在用药前采集，已用药者需停药一段时间后再采集标本，取材后立即送检，最长不得超过2小时。

（2）取材部位要准确，标本量要足，血液、脑脊液不少于5mL，胸腔积液不少于20mL，鳞屑、病发尽可能多留。

（3）采集标本要严格无菌操作，避免污染。对痰、便等标本应重复检测，以排除污染或正常菌群的可能。

（4）资料应齐全，需标注患者姓名、性别、年龄、临床诊断等相关信息。

一、标本的采集运送

（一）标本的采集

1.浅部真菌感染标本的采集

如怀疑可能由浅部真菌感染引起皮肤、黏膜和皮下组织感染的患者，应采集可疑标本（如皮屑、病发、指或趾甲屑）送检。

（1）皮肤标本：皮肤感染真菌主要寄生或腐生于角蛋白组织（表皮角质层、毛发和甲板等），引起各种癣病，一般采集皮损边缘的鳞屑。采集前用70%乙醇消毒皮肤（不能使用乙醇的部位可用无菌蒸馏水清洗数次），待挥发后用无菌手术刀轻轻刮取感染皮肤边缘的皮屑，以不出血为度，刮取物放入无菌培养皿中送检。指（趾）间皮损时，应尽量刮除表面白色、大而厚、已浸软的表皮，采集贴近真皮表面或活动边缘的皮屑；若皮肤溃疡时采集病损边缘的脓液或组织等。

（2）指（趾）甲：当怀疑有甲癣或甲真菌感染时，应采集病甲下的甲屑。采集前用浸70%乙醇的纱布，消毒指（趾）甲表面部分，用消毒小刀刮去病甲上层，然后刮取正常甲与病甲交界处并贴近甲床部的甲屑，放入无菌容器送检。在刮取甲屑时要注意自身的安全防护，因为甲屑易飞扬引起环境污染和对人的感染。

（3）毛发：因为病发一般表现为毛干上有结节、有膜状物包被毛干形成菌鞘或毛发枯黄无光泽，易折断或松动易拔出，所以为提高检出率，取材时应用无菌镊子采集断发残根、有鞘膜的病发或拔取无光泽病发，采集病发至少5~6根放入无菌容器送检。

2.深部真菌感染标本的采集

如怀疑侵犯深部组织或全身深部真菌感染的患者，应采集可疑标本（如组织、脓液、血液、脑脊液、体液等）送检。

（1）血液：视所用真菌培养方法确定，一般无菌操作采集8~10mL注入需氧血培养瓶中送检，或将采集的血标本注入脑心浸液肉汤（BHIB）培养基（血标本量为培养基量的1/5或1/10）中摇匀送检。如用溶解-离心法，成人则需抽血15mL加入2支7.5mL的Isolator管中，此法适用于细胞内寄生菌如荚膜组织胞浆菌和新型隐球菌的培养。

（2）骨髓：只有当高度怀疑播散性组织胞浆菌病、播散性马尔尼菲青霉菌病或其他播散性真菌感染时，才进行骨髓标本的真菌检查。无菌操作采集不少于0.5mL骨髓，床边直接接种血培养瓶中，立即送检。

（3）脑脊液：常规无菌操作腰椎穿刺，抽取3~5mL脑脊液，分别加入两支无菌试管（一管做真菌培养或墨汁染色及其他染色，另一管可用于隐球菌抗原检测或其他病原菌培养），立即送检。

（4）尿液：当临床长期使用广谱抗生素、免疫抑制剂、抗癌药物、器官移植以及有重症消耗性疾病的患者有尿路感染症状时，应考虑有真菌感染的可能而需送检尿液做真菌培养。尿液真菌培养标本的采集、送检与细菌培养相同。

（5）粪便：当临床抗菌药物应用后，出现肠道菌群失调而继发腹泻时，应避免尿液污染，采集稀水样便、蛋花样便、脓、血或黏液粪便，置于无菌容器中立即送检做真菌检查。

（6）痰液：痰标本中的真菌大多为条件致病性真菌，一般不致病，只有当患者有严重的慢性疾病，或长期应用广谱抗生素、激素或免疫抑制剂等导致机体抵抗力降低时，条件致病性真菌（如白念珠菌、烟曲霉等）会侵入支气管或肺引起感染，故本病多为继发性感染。痰液真菌培养的标本采集、送检与细菌学方法相同。

（7）其他深部真菌感染标本

①体液标本：包括关节腔液、心包积液、腹水、胸腔积液、滑膜液等，以无菌方法穿刺抽取体液5~10mL，注入含枸橼酸钠抗凝剂的无菌容器中，抗凝剂与标本之比为1：10，立即送检，也可直接注入血培养瓶送检。

②脓液标本：破溃的脓肿和瘘管、窦道标本，为尽量减少污染，取标本时病灶周围应先用70%乙醇消毒。对破溃的脓肿可刮取脓液，若窦道和瘘管，则应刮窦道和瘘管壁，尽量从较深部位获取标本，应包括部分管壁组织。未破溃的脓肿最好使用无菌注射器穿刺抽吸。采集的标本应置于无菌广口有盖的玻璃瓶中或无菌平皿中，立即送检。若脓液过少，可将脓液置于无菌试管中，加2mL无菌蒸水稀释以防止干燥。

③组织标本：包括尸检和活检材料。若标本为溃疡，应采集包括溃疡的基底部和边缘；若皮肤损害，应采集溃疡或肉芽肿处；若标本为脓疱，应采集包括脓液及脓疱壁标本。组织标本采集后应置于无菌生理盐水湿润的纱布内，放置在无

菌平皿或试管中立即送检。

（二）标本的运送

立即送检，送检时间不超过2小时。如果延迟处理标本，可4℃保存，一般不能超过24小时，以避免标本中污染的细菌或快速生长真菌的繁殖而影响病原性真菌分离。

二、标本的验收与处理

皮屑标本用10%KOH液处理；甲屑用25%KOH或25%NaOH液含5%甘油处理后制成涂片；病发置载玻片上，加10%KOH液微加温溶解角质。直接镜检或乳酸–酚–棉蓝染色后镜检。检查时先用低倍镜观察孢子和菌丝的形态、特征、位置、大小和排列等。

血液、脑脊液等无菌体液及较大量（>2.0mL）标本，3000r/min离心5分钟浓缩，取沉淀进行镜检和培养，以增强真菌的检出率。如果标本存在膜状物或块状物，应分解后接种。血液标本可通过离心获得血清或血浆，用于血清学检验（抗原检查或抗体检查）或4℃保存。

三、结果报告

根据检验目的，报告检验结果，如标本不染色或染色后直接镜检，可报告检出真菌孢子和（或）菌丝。如直接镜检不能确定或需要鉴定真菌的种类时，需要进行直接镜检、分离培养，并辅以凝集试验、沉淀试验、免疫标记技术等免疫学方法和PCR技术以鉴定真菌，报告真菌培养及鉴定结果，如条件允许还应报告真菌药敏试验结果。

第二节　真菌形态学检验

由于真菌的形态结构等具有一定的特殊性，标本可不染色或染色后直接镜检，真菌形态学检查快速简便，阳性即表示有真菌感染，但形态学检验一般不能确定真菌的种类。

一、直接标本镜检

直接标本镜检就是采集标本，制片，不经染色处理，置于显微镜下直接观察。直接镜检对真菌感染的诊断较细菌更为重要，若镜检发现真菌菌丝或孢子即可初步诊断为真菌感染。但直接镜检阴性，也不可轻易否定真菌感染的可能性，有时需反复检查或做其他方法检查才可确诊。

先将少量标本置于载玻片上，加一滴标本处理液，覆盖盖玻片，如为毛发或皮屑等标本，可加10%KOH液等稍加温溶解角质，压紧盖玻片，驱除气泡并吸去周围溢液后镜检。制片时应根据不同的标本，滴加不同的标本处理液，以便使真菌菌丝和孢子结构更加清晰地显示出来。常用的标本处理液如下。

（1）KOH溶液：适于致密、不透明标本的检查，如毛发、指（趾）甲及皮屑等。根据标本的质地不同，可选用10%～20%不同浓度。

（2）生理盐水：若观察真菌的出芽现象，可标本置于载玻片上，加生理盐水和盖玻片，在盖玻片四周用凡士林封固，防止水分蒸发，35℃培养3～4小时后观察出芽现象。此外，脓液、尿液及粪便等标本，可滴加少量生理盐水后直接镜检。

（3）水合氯醛-苯酚-乳酸封固液：此液消化力较强，只限于不透明标本的检查。显微镜检查时先用低倍镜（弱光）观察有无菌丝或孢子，再用高倍镜检查其特征。由于真菌的折光性强，观察时应注意收缩光圈，降低光线亮度，使镜检保持在暗视野下进行。

二、染色标本镜检

标本经染色后观察可以更清楚地观察到真菌的形态和结构，提高阳性检出率。检查真菌感染标本时，可根据菌种和检验要求的不同而选用不同的染色方法，常用的真菌染色法有以下5种。

（一）乳酸-酚-棉蓝染色

该法适用于各种真菌的直接检查、培养物涂片检查及小培养标本保存等。染色时，取标本少许置洁净载玻片上，滴加染液，加盖玻片后镜检，真菌被染成蓝色。如需保存，可用特种胶封固盖玻片周围。

（二）墨汁染色

用于有荚膜真菌的检查，如新生隐球菌，先将优质墨汁（如印度墨汁）滴于载玻片上，再加入待检标本，混合后加盖玻片镜检。黑色背景下可镜检到不着色的透亮菌体和宽厚荚膜。

（三）革兰染色

常用于酵母菌、假丝酵母菌、孢子丝菌及组织胞浆菌等染色，各种真菌均为革兰阳性，为深紫色。

（四）荧光染色

通常有三种染色方法：直接涂片染色、培养物涂片染色及组织切片染色。常用的染色液是0.1%吖啶橙溶液，20%KOH溶液，临用时将适量吖啶橙溶液缓慢滴于KOH溶液中，镜检置荧光显微镜下观察。

（五）糖原染色又称过碘酸Schiff染色（简称PAS或PASH）

糖原染色为真菌染色最常用的方法之一，可用于标本直接涂片及组织病理切片染色检查。真菌细胞壁由纤维素和几丁质组成，含有多糖。过碘酸使糖氧化成醛，再与品红-亚硫酸结合，成为红色，故菌体均染成红色。染色后，真菌及组织内的多糖成分均为红色，核为蓝色，背景为淡绿色。

此外，还有瑞氏染色法，常用于组织或骨髓标本中组织胞浆菌和马尔尼菲青霉菌等真菌的检查。嗜银染色法（GMS法），其基本原理与PAS染色法相同，真菌被染呈黑色或黑褐色，菌丝内部为灰紫色，糖原、黏蛋白为淡红色。黏蛋白-卡红（MCS）染色法，用于新生隐球菌的鉴别，隐球菌细胞壁和荚膜染成红色，细胞核黑色，背景黄色；孢子丝菌和鼻孢子菌的胞壁被染成红色。

第三节　真菌分离培养与鉴定

直接镜检不能确定或需要鉴定感染真菌的种类时需进行真菌培养。一般常用含抗生素和放线菌酮的沙氏葡萄糖琼脂（SDA）培养基，25℃（丝状真菌）或37℃（酵母菌和酵母样真菌）培养数天至数周，直接镜检或染色后镜检观察真菌形态、结构和排列等特征，结合菌落生长情况进行鉴定。

一、分离培养

（一）培养方法

1.试管培养法

实验室中最常用的方法，一般用于菌种传代与保存。在试管中装入培养基制成斜面，再接种标本。此方法使用方便、不易污染，但展示面积不够，不能显示全部菌落。

2.大培养法

将培养基装入培养皿或大型培养瓶，接种标本。培养后菌落较大，易于观察。该法培养基用量大，容易污染，只能用于培养生长繁殖较快的真菌。

3.小培养方法

小培养方法主要有玻片培养法、小型盖片直接培养法和琼脂方块培养法等，临床可根据需要适当选用。

（二）生长现象

真菌经培养后，主要观察真菌的生长速度、菌落大小、菌落性质等方面的生长特性。

1.生长速度

在7～10天内出现菌落者，为快速生长；3周只有少许生长者为慢速生长。菌落生长的快慢与菌种、培养条件有关。

2.菌落大小及表面形态

以"mm"为单位记录菌落直径。菌落大小与菌种、生长速度、培养环境及培养时间长短有关。菌落表面形态可为平滑、凸起或凹陷、皱褶等，有的菌落表面可出现沟纹，如放射状、同心圆状等。

3.菌落性质

菌落可分为酵母型、酵母样型和丝状菌落。酵母型菌落表面光滑、质地柔软呈乳酪样，与细菌菌落相似，如新生隐球菌等。酵母样型菌落与酵母型菌落相似，但有假菌丝伸入培养基中，如假丝酵母菌等。丝状菌落是多细胞真菌的菌落，呈棉絮状、绒毛状或粉末状。

4.其他

此外，真菌菌落随菌种不同可表现不同的菌落颜色。丝状菌落的表面和底层颜色不同。有些真菌菌落边缘整齐，有些呈羽毛状。

二、鉴定

真菌的鉴定除了观察菌落特点、菌丝及孢子的形态特点外，还要根据真菌的种类进行生化反应试验（如糖或醇发酵试验等）、毛发穿孔试验、芽管形成试验、血清学检查及核酸检测等进行鉴定。

（一）毛发穿孔试验

某些皮肤癣菌通过特殊的穿孔器官而使毛发穿孔，而另一些菌种无穿孔器官，穿孔试验阳性可使毛发有裂口或凹陷，试验阴性则不能使毛发穿孔。如石膏样毛藓菌穿孔试验阳性，红色癣菌穿孔试验阴性。

（二）芽管形成试验

白假丝酵母菌接种在0.5～1.0mL人或动物血清中，35℃孵育2～3小时（不超过4小时，以免其他假丝酵母菌发芽），取一环血清置于载玻片上，镜检观察孢子是否延长形成芽管，形成者为阳性。本试验应设阳性对照（白假丝酵母菌）和阴性对照（热带假丝酵母菌）。

（三）厚膜孢子形成试验

将待检标本接种于Tween-80玉米琼脂培养基，25℃培养24～72小时可见有大量的菌丝和假菌丝生长，大部分菌株在菌丝顶端有1个或2个厚膜孢子。

（四）糖同化或发酵试验

糖同化或发酵试验是检测真菌最常用的生化试验，利用真菌对各种糖类、醇类及醇苷类的发酵能力，检测真菌对糖类中碳源利用能力的一种极有价值的试验。其原理是某些真菌在不含碳源而仅含氮源的固体培养基上不生长。当培养基中加入该菌能利用的碳水化合物时，则该菌生长。一般对双糖类发酵的真菌，都能同化或利用糖类或碳源，主要用于鉴定酵母菌。此外，还可以利用脲酶试验、牛乳分解试验和酚氧化酶试验等生化反应鉴定菌种。

（五）血清学检查

近年来，用于检查真菌抗原或真菌感染后所产生抗体的血清学检查已广泛用于真菌感染的诊断。主要有1，3-β D-葡聚糖（G试验）和半乳甘露聚糖（GM试验）等。G试验和GM试验是目前临床常用的早期诊断侵袭性真菌感染的方法。

1.G试验

检测真菌细胞壁成分1，3-β D-葡聚糖。人体的吞噬细胞吞噬真菌后，可持续释放该物质，使血液及体液中含量增高。G试验可早期诊断多种临床常见的侵袭性真菌感染疾病（侵袭性肺孢子菌肺炎、侵袭性曲霉菌病等），但不能用于检测隐球菌和接合菌感染。

2.GM试验

检测的是半乳甘露聚糖（Galactomannan，GM）。半乳甘露聚糖是广泛存在于曲霉菌细胞壁的一种多糖，细胞壁表面菌丝生长时，半乳甘露聚糖从薄弱的菌丝顶端释放，是最早释放的抗原。该试验能够作为侵袭性曲霉菌感染的早期依据，是目前国际公认的曲霉菌诊断方法。

（六）核酸检测

操作简便、快速，特异性和敏感性高，对一些疑难、特殊或侵袭性真菌感染的早期诊断具有重要价值，核酸检测是具有广阔发展前景的新技术。用于核酸检测的分子生物学技术主要有PCR相关技术（多重PCR、巢式PCR、荧光PCR等）、限制性长度多态性分析（RFLP）、单链构象多态性（SSCP）、核酸杂交、基因芯片和基因测序等技术，进行真菌的鉴定、分型。

第四节　真菌药物敏感性试验

随着抗菌药物的不断应用及免疫缺陷患者的增加，真菌感染的发生率急剧上升。致病性真菌容易出现耐药，抗真菌药物敏感试验显得日趋重要，并成为指导临床医师用药的重要手段之一。

一、临床常用抗真菌药物

（一）根据化学结构分类

1.多烯类抗生素
如两性霉素B、制霉菌素、曲古霉素等。
2.吡咯类
包括酮康唑、伊曲康唑、氟康唑、伏立康唑、克霉唑、益康唑等。
3.其他类
如氟胞嘧啶。

（二）根据作用机制分类

1.作用于真菌细胞膜类

如两性霉素B、制霉菌素、氟康唑、伊曲康唑、伏立康唑、酮康唑及克霉唑等。

2.作用于真菌细胞壁类

如尼可霉素Z、卡泊芬净及普拉米星等。

3.作用于真菌核酸类

如5-氟胞嘧啶（5-FC）等。

4.其他

大蒜新素及冰醋酸等。

二、真菌药敏试验方法

目前，国内外广泛认可的真菌药敏试验方法是由美国临床实验室标准化委员会（Clinical Laboratory Standards Institute，CLSI）发布的，CLSI推荐的真菌药敏试验方法主要有纸片扩散法和稀释法。试验设计和操作与细菌药敏试验相似，目的是：

①提供两种以上有相当活性的、敏感的抗真菌药物。②检测体内药物活性，预测治疗效果。③监控耐药性菌株的发生。④评估抗真菌药物的疗效和新药研发。

（一）纸片扩散法

纸片扩散法为定性试验，可以将受试菌对药物的敏感性分为敏感、中介和耐药，具体操作方法同细菌药敏试验纸片扩散法。纸片扩散法具有操作简单、经济和快速等优点。目前应用于临床的包括酵母菌纸片扩散法和非皮肤来源丝状真菌扩散法，就结果准确性而言，酵母菌优于丝状真菌。

（二）稀释法

稀释法为定量试验，根据能观察到的抑制真菌生长的最低药物浓度，即MIC判读结果。目前，真菌药敏试验主要是肉汤稀释法，包括常量稀释法和微量稀释法。检测的真菌主要包括酵母菌和丝状菌,前者感染率高于后者,以抗酵母菌为例,介绍真菌药敏试验。

1.实验前准备

以不含碳酸氢钠的RPMI1640为培养基,调整pH至7.0。挑取菌落置于5mL生理盐水中,混匀后在530nm波长分光光度计将浓度调整为0.5麦氏单位,即(1~5)×10^6cfu/mL,再用RPMI1640培养基稀释成1:2000,即(0.5~2.5)×10^3cfu/mL。药液以RPMI1640培养基作10倍稀释。

2.试验方法

(1)常量稀释法:每管加入配制的系列稀释药液0.1mL,再加入0.9mL含菌培养液,细菌生长对照为0.9mL含菌培养液+0.1mL无药培养液,同时无菌、无药的培养基作阴性对照。35℃培养46~50小时(假丝酵母菌)或70~74小时(新生隐球菌)观察结果。

(2)微量稀释法:用RPMI1640培养基稀释药液,于96孔微量板中加入0.1mL,再加入稀释1000倍终浓度为(1~5)×10^3cfu/mL的菌液0.1mL;同时设置对照。35℃培养,以对照出现生长时间作为判断结果时间。

3.结果判断

观察各管(孔)生长情况。两性霉素B的MIC为抑制测试菌肉眼可见生长的最低药物浓度。5-FC和吡咯类通常采用80%MIC判断标准。

4.质量控制

采用标准菌株作为每次测定质控菌株,其MIC应落在预期值范围内(表2-1)。

表2-1　常用稀释法质控菌株MIC预期值范围(μg/mL)

菌种	多黏菌素B	氟康唑	伊曲康唑	酮康唑	5-氟胞嘧啶
近平滑假丝酵母菌ATCC 22019	0.12~1.0	2.0~8.0	0.06~0.25	0.06~0.25	0.12~0.5
克柔假丝酵母菌ATCC 6258	0.5~2.0	16~64	0.12~0.5	0.12~0.5	4.0~16

第三章　病毒感染的检验

病毒学检验技术是用实验室检验方法对临床和流行病学现场送检的标本（如人或宿主动物的血液、组织、尿液、粪便和组织液等）进行病毒学的定性和定量检测分析，为病毒感染和病毒性疾病的诊断、治疗和预防提供科学依据。

第一节　标本的采集、处理与运送

标本的采集、处理与运送是保证病毒检验准确性的关键。

一、标本的采集与处理

（一）标本采集时间

标本应在感染早期（发病1~2天内）采集，病程初期或急性期标本含病毒量高，从而提高病毒的检出率。在疾病的后期，由于体内产生免疫力，使成熟的病毒释放减少，检测病毒体较困难。病毒感染的晚期还常并发细菌性感染，增加了判断的难度。若利用血清学诊断病毒性感染应采集血液标本，需要采集急性期和恢复期双份血清。

（二）标本采集的部位

一般根据临床症状和流行病学资料初步判断为哪类病毒性疾病，依据疾病规律和病程决定采集何种标本。呼吸道病毒主要采集鼻咽洗漱液、咽拭或痰液；

消化道感染主要采取粪便、肛拭作为检查标本；脑内感染无菌抽取脑脊液；发疹性疾病取疱疹内积液；有病毒血症时取血液。采集的标本应尽量含有感染的细胞等。要注意有些病毒感染的临床症状见于远离的器官，但还是以病毒入侵部位采集标本。如通过呼吸道感染的风疹病毒，引起感染的临床症状是皮疹及耳后、枕下淋巴结肿大，但仍以鼻咽拭培养效果最佳；再如引起中枢神经系统和心肌病变的柯萨奇病毒（消化道感染病毒）可采用咽拭或粪便标本。临床上病毒感染性疾病采用的标本见表3-1。

表3-1　病毒感染性疾病采用的标本

疾病	病毒	采用的标本
呼吸道疾病	流感病毒	鼻咽拭或洗液咽拭
	副流感病毒	咽拭
	呼吸道合胞病毒	痰液
胃肠炎	轮状病毒	直肠拭、粪便及血液
	Norwalk病毒	
	腺病毒	
	肠道病毒	
肝炎	甲乙型肝炎病毒	急性期和恢复期血清
	巨细胞病毒	
	EB病毒	
皮肤和黏膜疾病	水痘-带状疱疹病毒	皮肤擦拭
	单纯疱疹病毒	
	麻疹和风疹病毒	咽拭
	肠道病毒	急性期、恢复期血清，直肠拭
脑膜炎及无菌性脑膜炎	单纯疱疹病毒	脑组织
	披膜病毒	血液或脑脊液
	肠道病毒	急性期和恢复期血清

二、标本的运送与保存

因大多数病毒抵抗力弱，离开机体活细胞后在室温下很快失活，标本采集后应低温保存并迅速（1~2小时内）送检。标本采集后如需运送，应将标本放入装有冰块或低温材料（如低温凝胶袋，干冰等）的保温瓶内冷藏。送检的组织等可放入含有抗生素的50%甘油缓冲盐水或二甲基亚砜（DMSO）中低温冷藏。不能立即检查的，以−70℃保存为宜。标本采集必须无菌操作盛放标本的容器和采集器，盛放标本容器应不易破损和泄漏，对烈性病毒标本应专人运送，防止病毒的实验室传播。送检标本时还应填写患者信息。对污染的标本（如粪便、痰液等），在病毒分离培养前需用高浓度抗生素处理过夜，必要时需加抗真菌药物等处理。血清学检查的标本尤其检测IgG型抗体，应分别在发病初期和恢复期采集双份血清，只有当恢复期血清抗体效价比初期升高4倍或以上，才具有确诊意义。

第二节　病毒的分离培养

病毒的分离培养是病毒病原学诊断的金标准，但方法复杂，不能广泛应用于临床诊断，多适用于病毒的实验室研究或流行病学调查。仅在以下情况考虑应用。

（1）病程长且诊断困难的患者疑似病毒感染时，针对病毒的检测结果均阴性，病毒的分离培养对诊治疾病有指导性意义。

（2）怀疑为新出现病毒性疾病或再发性病毒性疾病。

（3）怀疑具有相同症状的疾病为不同病毒所致，需对疾病进行病原学的鉴别诊断。

（4）监测病毒减毒活疫苗效果。

（5）病毒性疾病的流行病学调查。

（6）病毒生物学特性的研究。

一、病毒的增殖培养方法

病毒是严格活细胞内寄生的微生物，故应根据不同的病毒选择相应的敏感宿主细胞、鸡胚或敏感动物进行病毒的分离。在做病毒性传染病标本培养时，必须严格遵循无菌操作和生物安全防护原则。

（一）细胞培养

细胞培养是最常用的方法。病毒与其宿主细胞间有严格的选择性，需要根据病毒的亲嗜性不同，选择相应的细胞进行增殖培养。

常用于培养病毒的细胞有原代细胞、二倍体细胞和传代细胞系。

1.原代细胞

新鲜的组织或器官，在胰蛋白酶作用下先消化成单个细胞悬液，在充足的营养条件下，经37℃数天培养后形成的单层细胞层，称原代细胞培养。原代细胞对病毒最为敏感，但来源困难且制备较为复杂；常用于直接从标本中分离病毒，如原代猴肾细胞是培养正黏病毒、副黏病毒、肠道病毒和腺病毒的常用细胞。

2.二倍休细胞

原代细胞在体外分裂50代后仍保持染色体的二倍体特征，属正常细胞，称为二倍体细胞株。经多次传代后出现细胞老化和衰亡。常用的二倍体细胞有人胚肺、人胚肾、猴肾、地鼠肾细胞等，广泛用于病毒分离和疫苗制备。

3.传代细胞系或株

来源于肿瘤细胞或二倍体细胞株传代过程中的变异细胞，具有瘤细胞特性，繁殖率高，可无限传代。常用人宫颈癌细胞（Hela）、传代非洲绿猴肾细胞（vero）等。多次传代仍可长期存活，便于实验室保存，对病毒感染性稳定，常用于病毒的分离鉴定、病毒抗原的大量生产和抗病毒药物筛选研究。如可用Hela和Vero分离单纯疱疹病毒等。但由于源自肿瘤细胞，不宜用于疫苗的制备，但对很多病毒的敏感性高且稳定。

标本接种细胞后，溶细胞型病毒可致细胞出现细胞病变效应（cytopathic effect，CPE），稳定感染病毒的细胞并不出现明显病变，但被感染的细胞膜表面会出现病毒的表达蛋白等标志物，如血凝素、病毒特异性抗原等，可用红细胞吸附或免疫学方法检测有无病毒的增殖。当CPE或检测试验结果均为阴性，也可能因标本中病毒含量较低而未被检出，此时需盲目传代3次，如仍为阴性方可确定标本无病毒。

（二）鸡胚培养和动物接种

1.鸡胚培养

具有广泛易感性，培养物中病毒浓度高，来源充足，操作简单，适于病毒分离、疫苗生产、抗原大量制备、抗病毒药物研究等。流感病毒、疱疹病毒、痘病毒等均可用鸡胚分离。一般采用9～12日龄鸡胚，按病毒种类选择接种部位。

（1）羊膜腔接种：用于从临床材料（如患者咽漱液）初次分离流感病毒等，这种接种途径在羊水和尿囊液中均可收获病毒。

（2）绒毛尿囊膜接种：用于痘病毒和单纯疱疹病毒的分离，这些病毒在绒毛尿囊膜上可形成肉眼可见的斑点状或痘疱状病灶，可以通过产生的斑或痘数目来计算感染性病毒颗粒的数目，因此该方法还可用于抗病毒血清滴定试验。

（3）尿囊腔接种：用于流感病毒、腮腺炎病毒的分离和传代培养，病毒可在内皮细胞中复制，复制的病毒被释放到尿囊液中。

（4）卵黄囊接种：用于某些嗜神经病毒培养，病毒主要在卵黄囊的内皮细胞生长，可分离流行性乙型脑炎病毒。

2.动物接种

动物接种是最原始的分离病毒的方法，但目前已很少应用，现逐渐被细胞培养所代替，但在某些病毒仍用此方法，如在对狂犬病病毒或乙型脑炎病毒的分离鉴定中使用小白鼠脑内接种。常用动物为豚鼠、家兔、小白鼠和大白鼠等。

二、增殖病毒的检测方法

（一）病毒在培养细胞中增殖的鉴定指标

1.细胞病变效应

病毒在敏感细胞内大量增殖，导致细胞病变甚至死亡的现象，称为细胞病变效应（cytopathic effect，CPE）。大多数病毒属溶细胞型感染，病毒在宿主细胞内大量增殖形成CPE，用光学显微镜即可观察到，可作为病毒增殖的指标。不同病毒的CPE特征不同，常见的病变如下。

（1）细胞圆缩、坏死、脱落，如脊髓灰质炎病毒感染。

（2）形成多核巨细胞，可见于呼吸道合胞病毒感染等。

（3）细胞肿胀、团聚、病变细胞聚集成葡萄串样，见于腺病毒感染。

（4）形成包涵体，狂犬病毒和CMV可致细胞质或核内出现嗜酸性或嗜碱性包涵体。可通过CPE的特征判断病毒的种类，甚至初步分型。但有包膜的病毒（如流感病毒等）以出芽方式释放子代病毒，属稳定感染，不出现CPE或所致病变轻微不易觉察。此类病毒可用其他方法进行鉴定。

2.红细胞吸附及吸附抑制试验

带有血凝素的病毒感染宿主细胞后，细胞膜表面出现血凝素，使感染细胞能与加入的红细胞结合，称为红细胞吸附现象。例如流感病毒包膜上带有血凝素，可与加入的红细胞结合发生凝集现象。但加入相应的血凝素抗体后，红细胞吸附现象被抑制称为红细胞吸附抑制试验，可作为病毒鉴定的依据。

3.干扰现象

某些病毒感染细胞后不出现CPE，但能干扰在其后感染同细胞的另一病毒的增殖，从而阻抑后者所特有的CPE称为干扰现象。因此，可用不能产生CPE的病毒干扰随后接种且可产生CPE的病毒，以检测病毒的存在，进行初步鉴定。

4.细胞代谢的改变

病毒感染细胞可使培养液的pH改变，这种培养环境的生化改变也可作为判断病毒增殖的依据。

（二）病毒感染性测定及病毒数量测定

在单位体积中测定感染型病毒的数量称为滴定。常用的病毒感染性和数量测定方法如下：

1.空斑形成试验

将一定量适当稀释的待检病毒液接种于敏感的单层细胞中，经一定时间培养后，在细胞上方覆盖一层半固体的培养基后继续培养，可见单个病毒的增殖使感染的单层细胞病变脱落，形成肉眼可见的空斑，即空斑形成试验。一个空斑是由一个病毒增殖所致，计数培养皿中空斑数即可推算出该样品中病毒的数量。通常以每毫升病毒液的空斑形成单位，即PFU/mL表示。

2.红细胞凝集试验

红细胞凝集试验也称血凝试验。含有血凝素的病毒接种鸡胚或感染细胞后，如病毒增殖并释放至细胞外，收集鸡胚羊膜腔液、尿囊液或细胞培养液，加入动物红细胞后可出现红细胞凝集，可作为病毒增殖的指标。如将病毒悬液做不同稀释，以血凝反应的最高稀释度作为血凝效价，可对病毒颗粒的含量进行半定量检测。

3.中和试验

用已知抗某病毒血清先与待测病毒悬液混合，在室温下作用一定时间后接种敏感细胞，经培养后观察CPE或红细胞吸附现象是否消失，即特异性抗体能否中和相应病毒的感染性，这是比较可靠的病毒诊断方法。如用不同浓度的抗血清进行中和试验，还可根据抗体的效价对待测病毒液进行半定量检测。

4.50%组织细胞感染量（$TCID_{50}$）测定

将待测病毒液做10倍系列稀释，分别接种于单层细胞，经培养后观察CPE等指标，以能感染半数细胞的最高稀释度的病毒量为终点，经统计学处理计算$TCID_{50}$。该法以CPE来判断病毒的感染性和毒力。

5.感染复数测定

感染复数测定原指在一特异性试验中感染单一细菌细胞的噬菌体的平均数，现作为病毒感染性的定量检测。

第三节　病毒感染的实验室检测方法

由于病毒的严格活细胞寄生的特点，使病毒的分离培养方法较为复杂，因此病毒感染的实验室检测方法主要以一些快速诊断方法进行。主要指绕过分离鉴定过程，采用非培养法鉴定技术，包括在电镜下直接观察标本中的病毒颗粒，或直接检测标本中的病毒成分（抗原、核酸）和IgM型特异抗体等。这些方法在临床应用越来越广泛，成为临床病毒学检验的重要手段。

一、病毒颗粒和病毒抗原直接检测

（一）形态学检查

1.光学显微镜检查

病理标本或含有脱落细胞及针吸细胞的标本可在有病毒增殖的部位（胞核、胞质）出现嗜碱性或嗜酸性包涵体，包涵体对病毒的诊断有一定价值。病理标本根据病理特征，再配合组化染色技术也可进行诊断。

2.电镜和免疫电镜检查

高浓度病毒颗粒（$\geq 10^7$颗粒/mL）样品，可直接应用电镜观察病毒颗粒；低浓度病毒的样品可用免疫电镜技术富集病毒颗粒后再观察，或超速离心后取沉淀物进行观察。电镜下不仅能观察病毒形态学特征，还可测量病毒大小和计数。

（二）抗原检测

一般采用免疫学技术直接检测标本中的病毒抗原进行早期诊断。目前常用免疫荧光技术（immu-nofluorescence assay，IFA）和ELISA以及免疫胶体金技术等。这些技术操作简便、特异性强、敏感性高。

1.免疫荧光技术

常用冰冻切片、组织印片等标本，以荧光显微镜观察细胞核和细胞质内的荧光，检测抗原在细胞内所处的位置。免疫荧光技术具有快速、实用的优点，要求标本中含有足够量的疑有病毒感染的完整细胞，或在组织细胞培养出现明显细胞病变前检查病毒抗原，以作为早期快速诊断。

2.酶免疫组化技术

该法与IFA的原理相似，不同的是将荧光标记改为辣根过氧化物酶标记，常使用间接法。酶免疫组化法在检测病毒抗原上的优点是无需荧光显微镜，用普通光学显微镜或肉眼可观察反应。是一种较特异、快速、简便的方法，主要用于检测培养细胞中的病毒抗原和组织切片、印片细胞中的病毒抗原。由于临床标本中可能存在的内源性过氧化物酶易产生非特异性染色，造成假阳性，因此较少用于临床病毒标本检测。

3.酶联免疫分析

该法将病毒特异性抗体（或抗原）吸附到固相载体表面，使酶标记的抗原抗体反应在固相表面进行的技术，具有快速、灵敏、简便、载体易于标准化等优点。病毒学实验室用ELISA可发现常规细胞培养难以增殖的病毒，如甲、乙、丙型肝炎病毒和轮状病毒。

4.免疫胶体金技术

该方法以胶体金作为示踪标志物，胶体金在合适的条件下与病毒抗原（或抗体）形成稳定结合的标记物，但不影响被标记抗原（或抗体）的免疫活性，胶体金本身带有紫红色作为标志，可用肉眼直接观测结果。该法价格低廉，检测方便快捷，随着胶体金标记技术的不断改进，其敏感性大大提高，在临床病毒学检验中应用广泛，如轮状病毒、流感病毒、HIV等病毒抗原的胶体金试剂盒。

5.乳胶凝集试验

分玻片法和试管法两种方法：玻片法操作简单，多为定性测定；试管法可进行半定量测定。病毒与胶乳抗原混合后产生清晰均匀的凝集颗粒的一种试验方法，如轮状病毒、巨细胞病毒、乙肝病毒乳胶试剂盒等应用广泛。

6.发光免疫技术（LIA）

该法根据标记物的不同，主要有化学发光免疫（chemiluminescence immunoassay，CLI）分析和电化学发光免疫（electro-chemiluminescence Immunoassay，ECLI）分析。检测时将化学发光物质或酶作为标记物直接标记在抗原或抗体上，经过抗原与抗体反应形成抗原-抗体免疫复合物，随后加入氧化剂或酶的发光底物，经反应形成激发态的共同体，发射光子释放能量，发光强度可以利用发光信测量仪器进行检测。

发光免疫分析是继放射免疫分析、酶联免疫分析、荧光免疫分析和时间分辨荧光免疫分析之后发展起来的一项最新免疫测定技术。

二、病毒感染血清学检测

（一）IgM型特异抗体检测

IgM型特异抗体出现早于IgG型抗体，检测病毒感染机体产生的特异性抗体IgM，可早期诊断某些病毒感染。如孕妇羊水中查到IgM型特异抗体可早期诊断某些病毒引起的胎儿先天性感染；抗HBc出现较早，常以抗HBc IgM作为急性HBV感染的指标。IgM抗体的测定有助于早期诊断，但感染机体产生IgM抗体有明显的个体差异。常用的检测方法有ELISA和IFA，其中ELISA方法无需荧光显微镜，且操作简便快速而广泛应用于临床检测，如风疹病毒、HAV、CMV、HSV、轮状病毒等的早期诊断。

（二）IgG型特异抗体检测

IgG型抗体出现晚于IgM型抗体，但对尚无或难以分离培养的病毒仍具有辅助诊断价值；也是病毒流行病学调查的重要指标，且有助于了解个人既往感染情况。

IgG抗体检测常用方法为ELISA间接法或捕获法。随着技术不断发展，采用特异抗原抗体反应和化学发光底物检测为一体的化学发光免疫测定法也应用于临床病毒学检验中，在方法上提高了病毒抗体检测的特异性和灵敏度，且更快速、方便，目前已成为肝炎病毒、风疹病毒、CMV、HSV等IgG抗体或总抗体检测的临床常用方法。

三、分子生物学检测

由于大多数病毒基因已成功地被克隆并进行了全基因的测序，为病毒的核酸检测打下了基础，使其成为对病毒感染进行诊断的快捷和特异的检测方法。

（一）核酸杂交

其原理是应用已知序列的核酸单链作为探针，探针预先用放射性核素或辣根过氧化物酶等标记，在适当条件下按碱基互补规律与标本序列结合，通过对标记物的检测证明标本中存在代表某病毒的特异核酸序列。常用的核酸杂交技术如下。

1.斑点杂交

将待测的DNA或RNA直接点样在杂交滤膜上，变性后与标记的探针核酸序列杂交，根据标记物的不同采用放射自显影或酶显色技术等检测放射性核酸或非放射性标记物。

2.原位杂交

在病理切片上，用细胞原位释放的DNA或RNA与标记的特异核酸探针进行杂交。通过显色技术可直接观察待测病毒核酸在细胞内的位置和与细胞染色体的关系等。

3.DNA印迹（southern blot）和RNA印迹（northern blot）杂交技术

这是将标本中提取的DNA或RNA用限制性内切酶切割后，经琼脂糖电泳形成条带图谱，然后将琼脂糖凝胶中的核酸条带电转移至硝酸纤维膜上，再用标记的探针进行杂交，可以检测病毒的DNA或RNA中的特异序列。

（二）聚合酶链反应技术

聚合酶链反应（polymerase chain reaction，PCR）为核酸体外扩增技术。其原理是选择病毒的特异、保守片段作为靶基因，用设计的特异引物（primer）序列在多聚酶（Taq酶）的作用下扩增病毒特异序列，对病毒感染进行诊断。或选择病毒的易变区，结合限制性片段长度多态性（RFLP）分析，或测序等技术可对病毒进行分型和突变的研究。对RNA病毒的PCR检测可采用反转录PCR（reverse transcription PCR，RT-PCR）。

荧光定量PCR技术（fluorescence quantitative PCR，FQ-PCR）将基因扩增、分子杂交和光化学融为一体，实现了对PCR扩增产物进行实时动态的定量检测。FQ-PCR能准确定量，灵敏度高，污染小，可对感染个体进行动态监测病毒载量，在抗病毒疗效观察中尤为重要。

PCR技术具有简便、快速、特异、敏感等优点，特别适宜难分离培养病毒的诊断，常用于各种肠道病毒、呼吸道病毒、肝炎病毒等的检测。

（三）基因芯片技术

利用病毒基因测序所获得的生物信息与自动化技术相结合，便产生了基因芯片技术，这是遗传单核苷酸多态性标记技术与自动化连锁微量分析技术的结合产物。原理是将已知的生物分子探针或基因探针大规模或有序排布于微型硅片等载体上，与待检样品中的生物分子或基因序列相互作用和并行反应，在激光的顺序激发下，产生的荧光谱信号被接收器收集，经计算机分析和处理数据得出结果。这样可一次性完成大通量样品DNA序列的检测，在病毒病原学诊断和流行病学调查方面具有广阔的应用前景。

（四）基因测序

基因测序包括对病毒全基因测序和特征性基因片段的测序。第一代的测序技术是基于Sanger的双脱氧链终止法原理和荧光标记的荧光自动测序技术，将DNA测序带入自动化时代，使测序的效率和准确性大大提高。建立在PCR的基础上，直接通过聚合酶或者连接酶进行体外合成测序，高通量低成本的第二代测序则使测序进入了低成本时代，并被广泛应用于临床感染性疾病诊疗和科研中。基于单分子DNA进行非PCR测序为主要特征的第三代测序，因其具有更加灵敏、精确、价廉、信息量大的优势，更加适合于病原微生物基因水平的检测。目前对已发现的致病性病毒全基因测序已基本完成，因此可用第二代或第三代测序技术对所检测的病毒进行特征性基因测序，与基因库里的预先定义的病毒标准基因序列进行比对迅速识别病毒，使病毒基因检测和诊断更为快速、准确。这些基因库里的病毒基因序列为开展病毒感染的基因诊断打下良好的基础。

第四章　临床标本微生物检验

第一节　血液及骨髓标本

正常人体内的血流中是无病原微生物的。当病原微生物通过各种途径进入血流，并通过血流造成全身播散，引起各种临床症状称为血流感染。由细菌或真菌引起的血流感染主要是菌血症和脓毒血症。若细菌仅短暂入血，而无临床明显的毒血症状则称为菌血症；由各种病原微生物（细菌或真菌）和毒素侵入血流所引起骤发寒战、高热、心动过速、呼吸急促、皮疹、肝脾肿大和精神神志改变等一系列严重临床症状，严重者可引起休克、弥散性血管内凝血（DIC）和多脏器功能衰竭的称为脓毒血症。由病毒感染所引起的血流感染称为病毒血症，由真菌侵入所引起的血流感染称为真菌血症。近年来，随着创伤性诊疗技术的广泛开展以及广谱抗生素、激素的广泛应用，血流感染的发病率有逐年增高趋势。血流感染病死率高，危害严重。因此，血流感染的控制越来越受到人们的关注。

一、常见病原微生物

很多细菌、真菌及病毒可以侵入血流，引起血流感染，形成菌血症、真菌血症及病毒血症。以往引起菌血症的细菌通常指通过黏膜感染的沙门菌属，近年来随着各种操作技术的发展及抗感染药物的应用，通过伤口等侵入血流的细菌或菌群失调导致的内源性感染增多，感染的病原菌种类也不断变化，肠杆菌科细菌、非发酵菌、凝固酶阴性葡萄球菌（CNS）、金黄色葡萄球菌、肠球菌属和真菌引起的血流感染发病率均增加。

厌氧菌血流感染常为复数菌感染，其中大多数感染由厌氧革兰阴性杆菌所致，尤其产黑色素普雷沃菌引起的感染多见，消化链球菌、梭菌引起的血流感染也较常见。

真菌血症常见的病原体有白念珠菌、光滑念珠菌、近平滑念珠菌、热带念珠菌等。

一些持续感染的病毒如HBV、HCV等可引起病毒血症，病毒血症通常发生在病毒感染的急性期、潜伏感染的病毒的活动期等。

二、标本采集、检验程序与方法

（一）血液标本的细菌学检验

1.标本采集

（1）血培养的指征：当患者发热（≥38℃）或低体温（≤36℃）时；或外周血白细胞计数超过10×10^9/L（特别是存在核左移时）；或绝对粒细胞减少（成熟中性粒细胞计数少于1×10^9/L）；或合并有明显感染症状体征、伴有感染病灶存在时，就应该采血进行血培养。对于怀疑有败血症的患者应尽早进行血培养。

（2）血液标本的采集

①采血时间：理想的血培养应该是在患者接受抗生素治疗之前进行。应尽可能在患者寒战或发热前采集血液标本用于培养。

②采血部位：应行经皮外周静脉穿刺采血。应严格消毒穿刺部位的皮肤，常使用1%～2%的碘酊及70%乙醇进行皮肤消毒处理。高度怀疑有细菌感染，多次血培养阴性，不能明确感染来源时，可考虑采取骨髓标本，骨髓标本由医生采集。通过静脉留置针采血污染率高于静脉穿刺采血，因此不应采用。

③采血份数：对每名患者应至少从不同部位采集血培养2～3份，这样可以提高检测的阳性率。对原因不明的发热，如隐性脓肿、肠热病、布氏病，应先从不同部位采血2～3份，如果培养24～48小时后结果为阴性，再从不同部位采至少2份血培养。对怀疑亚急性感染性心内膜炎的患者，应间隔1小时，连续采集3份血培养。要同时使用需氧和厌氧培养瓶，分别注入。

④采血量：通常采血量应是培养基的1/5或1/10。成人患者每次最好采集10～15mL血液注入一个血培养瓶。对于新生儿及1岁以下体重低于4kg的儿童患者，

一次抽血0.5～1.5mL，对于1～6岁儿童，按每年龄增加1岁，抽血量增加1mL计算。最好使用儿童专用血培养瓶。

⑤血培养瓶的使用：接种前先用70%乙醇消毒瓶塞。每部位抽出的血液分别注入需氧瓶和厌氧瓶各一瓶，同时接种厌氧培养瓶的目的是除了供厌氧菌生长外，许多兼性厌氧菌在厌氧培养瓶中生长迅速，可以比需氧培养瓶更早出现阳性报警情况。对于在进行血培养时已经开始接受抗生素治疗的患者，应使用含树脂或活性炭等能中和或吸附多种抗菌药物和其他可能抑制细菌生长的物质的培养瓶。含有聚茴香磺酸钠的培养瓶对某些细菌如脑膜炎奈瑟菌、淋病奈瑟菌、厌氧消化链球菌有抑制作用，不能用于对此类细菌的培养。目前还没有任何一种培养基能检测出血液中所有可能的致病菌，因此对于不同的可疑致病菌应采用不同的培养基。

⑥运送及处理：无论是否已注入血液标本，血液培养瓶均不应冷藏或冷冻保存。已注入了血液标本的血培养瓶应立即送到实验室。

2.检验方法

（1）手工法：将血液标本接种至增菌肉汤中，37℃孵育，每日肉眼观察一次，有生长迹象时涂片镜检和转种平板，无生长迹象则继续孵育。一般在孵育12～18小时和7天后各进行一次盲种至血平板。怀疑亚急性细菌性心内膜炎时，继续培养至3周以上。对于盲种后仍无细菌生长的报告阴性。人工观察敏感性低、不能实时监测，每天观察一次会延误检出时间，且容易污染，造成假阳性。

双相血培养瓶是在肉汤培养瓶中加一层琼脂平面，培养后一旦有细菌生长，即可在琼脂平面上形成菌落，可直接取菌落进行鉴定和药敏实验。优点是不需转种平板，便于观察和及时发现阳性结果。

（2）全自动法：近年来，自动化连续瓶外检测的血培养仪已逐渐在国内推广使用。全自动血培养仪的检测原理是：微生物在生长过程中消耗培养基内的营养物质产生的CO_2，通过CO_2感应器反映瓶内CO_2浓度变化，以此来判断瓶内有无微生物生长。各种血培养仪相应配置了标准需氧/厌氧培养瓶、有中和抗菌药物的树脂的需氧/厌氧瓶、儿童瓶、真菌培养瓶、分枝杆菌培养瓶等多种培养瓶。细菌培养生长曲线、结果等均可在联机的计算机上显示出来。

（3）阳性血培养的处理及报告

①血培养仪报警阳性：一旦血培养仪报警阳性，就应该立即取出阳性瓶，取

样进行涂片、革兰染色、镜检。镜检结果应该及时报告临床医生，以便临床医生调整治疗方案。报告形式应该包括革兰染色情况和微生物的镜下形态，如：革兰阳性球菌，成对排列；或革兰阳性球菌，呈链状排列，甚至应该更为具体说明是呈长链还是短链。当仪器报警阳性但涂片革兰染色镜检结果为阴性时，可以考虑使用吖啶橙或钙荧光白染色。

②阳性血培养：对阳性血培养瓶取样涂片、染色、镜检的同时应至少转种5%羊血平板和巧克力平板等两种培养基进行培养。接种后置于温度35～37℃或在含5%～10%二氧化碳孵箱中孵育至少48小时，每天观察有无菌落生长。如果厌氧瓶阳性，还应加种厌氧血平板，在厌氧条件下孵育48～72小时，并进行耐氧试验以确认厌氧菌。必要时，根据涂片镜检结果，加种麦康凯培养基、中国蓝培养基等。

对于镜检怀疑为葡萄球菌属或肠球菌属时，考虑到耐药性检测，可以在接种普通培养基的同时，加种万古霉素和甲氧西林耐药筛选平板。

有些分枝杆菌在普通培养基中生长迅速，镜检为革兰阳性杆菌，或者染色效果不好，常常被误认为是棒状杆菌，所以有必要用快速抗酸染色进行排查。

涂片镜检和转种培养后，原阳性血培养瓶不要丢弃，应室温保存，以备初次转种无微生物生长时再次转种。

③菌种鉴定：根据分离细菌的特征进行鉴定，必要时进行分型。

④涂片为单种细菌：涂片证实为单种细菌时，可直接取血培养瓶中的培养液进行药敏试验，以快速取得初步药敏结果，为临床医师提供早期开展抗菌治疗的参考。待细菌鉴定后再进行确切的药敏试验结果，供临床修正用药。

（4）几种特殊类型感染的检测

①导管相关性血流感染（catheter-related blood stream infection，CRBSI）：静脉插管是常用的医疗手段，在插管时和插管维持期间，病原菌易定植于导管表面，随血流播散可形成严重的全身性感染。在ICU病房内携带中心静脉导管超过48小时，出现原因不明的发热或低血压的患者，儿童患者出现低体温者均应怀疑CRBSI，应及时进行血液细菌培养。A.血培养法：在拔管前通过导管和外周静脉分别取血进行血培养。B.拔除静脉插管的检测方法：无菌方法取拔出患者静脉导管体内端约5cm长的导管，用无菌小镊子在血平板表面来回滚动4次，将血平板置35℃培养，在24、48、72和96小时分别观察平板上的生长情况，并进行菌落计

数；或者将导管置肉汤中震摇，取定量肉汤接种，进行菌落计数。导管涂片检查的意义不大。C.结果报告：通过导管和外周静脉采取的两瓶血培养，前者报警时间比后者早2小时，鉴定为同种细菌，则提示为导管相关性血流感染；如果两者报警时间差<2小时，鉴定为同种细菌，仍提示为导管相关性血流感染。导管培养有大于15CFU的细菌生长，应报告具体的菌名和数量；少于15CFU应报告重要的病原菌名称及数量；如果有多种皮肤表面常驻菌生长，则报告总菌落数及多种细菌生长；阴性结果报告"培养4天无细菌生长"。

②多种病原菌引起的血流感染：有5%～10%的血流感染由多种微生物同时引起。在儿童中多重病原菌引起的菌血症可达到10%。在免疫缺陷患者中接近30%。合并有铜绿假单胞菌的多重菌血症致死率很高，并常见于老年患者。但不论是否合并其他微生物的感染，一旦在血培养中检出如铜绿假单胞菌、金黄色葡萄球菌、大肠埃希菌时都需要仔细鉴定并进行药敏试验。当有潜在的致病菌如凝固酶阴性葡萄球菌、芽孢杆菌、革兰阳性厌氧杆菌或短小棒状杆菌合并其他微生物检出时，应结合临床表现及血培养阳性份数确定是否为假阳性。

（5）特殊微生物的分离培养：某些微生物，如嗜泡沫嗜血杆菌、伴放线杆菌、人心杆菌、啮蚀艾肯菌、金杆菌和布氏杆菌生长缓慢，通常需要更长的孵育时间。而应用全自动血培养系统基本都能在常规的程序和培养时间内检出。但是如果高度怀疑有血流感染，且5天内仪器未报警，应适当延长孵育时间。军团菌、分枝杆菌、脑膜炎奈瑟菌及淋病奈瑟菌在加有SPS的培养基中不能生长，应考虑使用其他方法如溶解离心法等技术。

（6）内毒素测定：革兰阴性细菌感染时可在血液中释放内毒素，可以通过鲎试剂检测血液中内毒素的量，来辅助诊断。

（二）血液标本的真菌学检验

1.标本采集

与细菌学的采集方法基本一致，由于侵袭性真菌感染的临床表现缺乏特异性，因此对于符合中华医学会的侵袭性真菌感染的诊断标准的患者均应尽早采集标本进行病原学检查。

2.检测方法

（1）分离培养和鉴定：疑似阳性的培养瓶应进行涂片革兰染色检查，发现有真菌孢子应立即报告临床。同时移种沙氏琼脂，置37℃和25℃进行孵育24~48小时后观察菌落形态。将分离的真菌进行特异性的代谢试验，包括糖同化和糖发酵试验。

（2）显色培养基：报警阳性的培养瓶接种酵母菌显色培养基可以在24小时得到大致的菌株鉴定结果，缩短报告时间。

（3）血清学中真菌细胞壁或胞内成分的检测

①β葡聚糖：β葡聚糖可特异性激活自鲎变形细胞溶解产物提取的G因子，从而旁路激活鲎试验，此过程称为G试验。β葡聚糖广泛存在于真菌细胞壁中，占其干燥重量的80%~90%。当真菌进入人体血液或深部组织后，经吞噬细胞的吞噬、消化等处理后，β葡聚糖可从胞壁中释放出来，从而使血液及尿、脑脊液、腹水、胸腔积液等其他体液中含量增高。当真菌在体内含量减少时，机体免疫可迅速清除之。而在浅部真菌感染中，β葡聚糖未被释放出来，故其在体液中的量不增高。不同的真菌，β葡聚糖水平也不同。如假丝酵母菌感染者血清平均值为755pg/mL；曲霉感染者为1103pg/mL；镰刀霉感染者为1652pg/mL；接合菌（毛霉、根霉）细胞壁不产β葡聚糖，感染的患者血清值为0；隐球菌细胞壁外有荚膜包裹，因此不易检测到细胞壁上的抗原。由于深部真菌感染的严重程度常常与血浆多糖的升高水平一致，故可将G试验应用于深部真菌感染的诊断。

②烯醇化酶：又称为2-磷酸-D-甘油盐水解酶，是糖酵解所必需的胞内酶。白念珠菌中含量丰富。白念珠菌深部感染时大量释放烯醇化酶，而寄生在浅表部位的白念珠菌一般不会释放该酶，该酶在体内清除较快。具有很强的抗原性，也可通过监测患者血清中抗烯醇化酶抗体及抗体滴度的动态变化辅助诊断。

（4）分子生物学手段：应用PCR技术针对18S rRNA、ITS、P450、5S rRNA、gp43和26SITS等目的片段进行检测。

（三）血液标本的病毒学检验

1.标本采集

尽早采集5mL抗凝静脉血。

2.检测方法

（1）病毒分离与鉴定：根据可疑病毒种类选择敏感的细胞株进行分离。

（2）分子生物学检测：采用PCR技术或实时荧光定量PCR技术对DNA病毒

的特定基因进行扩增，可实行定性和定量诊断；采用逆转录PCR技术对RNA病毒的特定基因进行扩增进行诊断。

（3）抗原抗体检测：采用ELISA及免疫荧光等技术检测病毒抗原及抗体。

三、结果解释及报告

（一）阳性血培养

血液及骨髓标本不直接进行涂片检查，但当仪器报警阳性或血培养瓶内有细菌生长信号时，涂片染色镜检的结果是临床微生物学检测的重要危急值，实验室应将此结果即刻通知临床医护人员。

当对所转种的病原菌完成了鉴定及标准化的药敏试验后，实验室发出最终报告。报告的内容应包括鉴定到种的微生物名称、培养瓶在仪器中的孵育时间、血培养瓶的类型、患者送检血培养的份数及阳性份数。同时还应加入一些相关信息：如瓶子放入仪器前延误的时间、培养瓶中注入的血液量。

（二）阴性培养标本

如培养一定时间后（如5天或7天）仍无微生物生长，仪器未予报警，则应取出培养瓶，经盲种后证实无细菌生长，报告"培养5天（7天），未见细菌生长"。

（三）血培养的假阳性问题

目前尚缺乏菌血症诊断的"金标准"，因此区分真正的致病菌和污染菌有时是很难的。皮肤除菌（消毒）、静脉穿刺过程中的无菌操作是避免污染的重要环节。常见的污染菌有：凝固酶阴性葡萄球菌、芽孢杆菌属（除外炭疽杆菌）、棒状杆菌属、丙酸杆菌属、草绿色链球菌、气球菌、微球菌等。这些菌在一定条件下仍能引起严重的感染，因此如从2份或2份以上血培养中分离到同一种细菌，也应结合临床表现，作出是否为病原菌的诊断。尤其是凝固酶阴性葡萄球菌既存在于人体皮肤，也可以在侵入性医疗装置上形成生物被膜，因此既是血培养最常见的污染菌，也是首要的导管相关性败血症的病原菌。

如果怀疑为污染菌，可向临床报告为："该菌株可能为采样时皮肤污染微生物。如果需要进一步检测请与微生物科联系"。对于怀疑为污染的菌株，应该保存该患者所有的分离菌株以备后续的血培养中再次分离出该菌时进行进一步研究，在这种情况下，应该对前后的分离菌株都进行详细的鉴定和药敏试验。

第二节　脑脊液标本

脑脊液（cerebrospinal fluid，CSF）是中枢神经系统感染病原学检测的常用标本。脑脊液是存在于脑室及蛛网膜下隙内的一种无色透明液体，约70%由脑室的脉络丛主动分泌和超滤的联合过程形成；约30%由大脑和脊髓的细胞间隙形成。形成的脑脊液经第三、第四脑室进入小脑延髓池，分布于蛛网膜下隙。一般而言，中枢神经系统的周围不仅有坚固的骨骼保护，还有特殊的毛细血管循环供养，因此微生物难以侵入，但脑和脊髓一旦受到感染则后果严重，患者即使免于死亡，也可能遗留神经性损伤。细菌、真菌及病毒均可引起中枢神经系统感染。快速地鉴别诊断与早期治疗有助于降低疾病的死亡率和致残率。

一、常见病原微生物

脑脊液标本常见的病原微生物见表4-1。

表4-1　脑脊液标本中常见病原微生物

细菌	病毒	真菌
脑膜炎奈瑟菌	单纯疱疹病毒	白念珠菌
肺炎链球菌		新型隐球菌
葡萄球菌属细菌	水痘-带状疱疹病毒	曲霉菌
流感嗜血杆菌	乙型脑炎病毒	
无乳链球菌	柯萨奇病毒	
布鲁菌	埃可病毒	

续表

细菌	病毒	真菌
大肠埃希菌	新型肠道病毒70、71	
黄杆菌属细菌	腮腺炎病毒	
产单核细胞李斯特菌	麻疹病毒	
结核分枝杆菌	淋巴细胞脉络丛脑膜炎病毒	
星形诺卡菌	狂犬病毒	
苍白密螺旋体	朊粒	

二、标本采集、检验方法

（一）脑脊液标本细菌学、真菌学检验

1.标本采集

（1）采集方法：一般采用腰椎穿刺术无菌采集脑脊液标本，用碘伏进行局部皮肤消毒，在第三、四腰椎或第四、五腰椎间隙插入带有管芯针的空针，进针至蛛网膜间隙，拔去管芯针，收集脑脊液5～10mL，分装于3支无菌小瓶中立即送检。取第二支或最混浊的1支做微生物学检查。特殊情况下可采用小脑延髓池或脑室穿刺术。

（2）采集量：脑脊液量应≥5mL。

（3）注意事项：要立即送检、检验，一般不能超过1小时。因放置过久，其性质可能发生改变，影响检验结果；避免凝固和混入血液；做脑脊液培养时应同时采集患者血液标本进行血培养；培养脑膜炎奈瑟菌、流感嗜血杆菌等苛养菌时，标本应在35℃条件下保温送检，不可置于冰箱保存。

2.检验方法

（1）直接显微镜检查：脑脊液标本的直接显微镜检查对临床诊断和检验具有重要意义。首先应观察脑脊液的外观，除结核性脑膜炎和无菌性脑膜炎外，其他细菌引起的化脓性脑膜炎的脑脊液都明显浑浊，抗菌药物治疗后可轻微浑浊或无色透明，根据不同染色方法的形态特征初步报告。

①革兰染色：革兰染色显微镜检查是脑脊液微生物学检验第一步，浑浊或呈脓性的脑脊液可直接涂片染色镜检，无色透明的脑脊液应3000r/min离心10～15分钟后，取沉淀涂片革兰染色镜检，根据细菌形态和染色特性可初步提示感染细菌的种类。未经治疗的急性细菌性脑膜炎患者，经革兰染色80%左右可观察到细菌，若患者检查前已接受过抗生素治疗，则观察到细菌的比例下降为60%。

②抗酸染色或金胺"O"染色：脑脊液标本3000r/min离心30分钟，取沉淀物涂片，抗酸染色或金胺"O"荧光染色镜检。在油镜下仔细检查整个涂片或观察至少300个视野，在蓝色背景下找红色杆菌，或荧光显微镜检查在黑色背景中找亮黄色菌体。结核性脑膜炎患者脑脊液标本蛋白含量显著升高，取该标本5～10mL离心取沉淀，进行抗酸染色镜检，可提高阳性率。

③墨汁染色：脑脊液标本3000r/min离心10～15分钟，取沉淀物做墨汁负染色，显微镜下观察黑色背景中有无透亮的菌体和宽厚荚膜。

直接涂片染色不易见假念珠菌及曲霉菌的菌丝与孢子。

（2）分离培养与鉴定：主要适用于脑膜炎奈瑟菌、链球菌、葡萄球菌、大肠埃希菌、流感嗜血杆菌等的分离培养，同时应重视真菌和厌氧菌的培养。血平板和巧克力平板是最基本培养基。巧克力平板需放入二氧化碳环境中，有利于检出脑膜炎奈瑟菌、肺炎链球菌及流感嗜血杆菌等。为了分离鉴别革兰阴性杆菌可接种中国蓝平板。如果培养及时，一般需氧培养的阳性率约为80%。若培养之前使用过抗生素，则病原菌较难培养出来。在脑脊液培养中还应注意防止污染。

①疑似为化脓性球菌感染者：将脑脊液标本接种于巧克力平板和血平板，5%～10%CO_2环境下35℃培养18～24小时，挑取可疑菌落涂片染色镜检，进一步采用全自动鉴定系统、MALDI-TOF-MS质谱系统或生化、血清学试验等进行鉴定。

②疑似为嗜血杆菌感染者将脑脊液标本接种于巧克力平板和血平板，5%～10%CO_2环境下35℃培养18～24小时，根据菌落形态、菌体形态及各种嗜血杆菌对生长因子的不同需求，进一步做生化试验、血清学试验等鉴定。

③疑似为结核性脑膜炎患者：将脑脊液标本接种于罗氏培养基5%～10%CO_2环境下35℃培养，第一周每三日观察一次，以后每周观察一次，直至第八周。将脑脊液标本接种于BD960分枝杆菌液体培养系统或血培养分枝杆菌培养瓶能提高阳性率并加快阳性检出时间。将疑似菌落做抗酸染色确认、免疫学及核酸

检测。结核分枝杆菌生长缓慢，培养时间长，需观察6～8周仍无菌落生长可报告阴性。结核分枝杆菌培养第一次敏感性约为50%，连续多次培养能提高阳性率。

④其他细菌感染：依照常规细菌学鉴定程序，选择接种增菌培养基、血平板及麦康凯平板，观察菌落形态并进行鉴定和血清学试验。

⑤疑似真菌感染：可将脑脊液接种抗生素的沙氏培养基及血琼脂培养基上，分别在室温及35℃培养2～3天，观察菌落特点，进一步采用全自动鉴定系统、MALDI-TOF-MS质谱系统或生化、血清学试验等进行鉴定。

脑脊液标本直接涂片为阳性结果，可采用脑脊液离心沉淀物直接做药敏试验，并将结果报告给临床。培养阳性的标本需做药物敏感性试验，具体方法和内容参见相关章节。

（3）免疫学检测

①神经性梅毒的检测：神经性梅毒的诊断首选脑脊液密螺旋体荧光抗体吸收试验（FTA-ABC），其敏感度、特异性均很高。次选性病研究实验玻片试验（VDRL），其敏感性较差，而特异性较高。如果患者脑脊液测定FTA-ABC阳性而VDRL试验阴性时，应结合患者神经系统体征加以综合判断。

②结核性脑膜炎的检测：中枢神经系统受到结核菌抗原刺激时能产生特异性抗结核抗体。目前认为最为简便、敏感性又高的是ELISA法。用此法测定结核性脑膜炎患者血清及脑脊液中抗结核菌纯化蛋白衍生物或抗结核分枝杆菌抗原成分等特异性IgG抗体，如果脑脊液中抗体水平也高于自身血清，这对结核性脑膜炎的诊断及鉴别有价值。

（4）核酸检测：PCR法可快速检测脑脊液中结核分枝杆菌，是目前最敏感的方法，但影响因素很多，也可能因污染而出现假阳性，因此应结合临床情况及其他检查作出判断。

（二）脑脊液标本病毒学检验

1.标本采集

依临床资料和有关资料判断可能感染的病毒，并以此决定采集何种标本为宜，如病毒性脑膜炎和脑炎，一般多采集脑脊液。如疑似单纯疱疹病毒感染，宜采集脑组织标本；虫媒病毒感染应采集血液和脑组织。做病毒检验的脑脊液标本应放置冰块送检，可在4℃放置72小时。

2.检验方法

脑脊液标本病毒学检验包括直接显微镜检查、病毒的分离培养、核酸检测及病理检查等。

（1）直接显微镜检查

①光镜：敏感细胞被病毒感染后会出现CPE，表现为细胞内颗粒增多、圆缩、聚集或融合，有的可形成包涵体，最后出现细胞溶解、脱落、死亡等。不同病毒的CPE特征不同，可据此判断感染病毒的种类。

②电镜和免疫电镜：电镜不仅能观察病毒的形态特征，还可测量病毒的大小。含有高滴度病毒标本，可直接在电镜下观察病毒颗粒，低浓度病毒标本应用免疫电镜技术观察。

（2）分离培养：培养出病毒可确诊，但此项检测费时、费力、要求技术条件高，医院临床实验室很少开展。常用的病毒分离方法包括动物接种、鸡胚培养及组织细胞培养。

（3）核酸检测：用基因扩增技术检测脑脊液中各种病毒核酸，有极高的敏感性和特异性，用于早期诊断。

（4）病理检查：可对脑组织标本进行培养、病理学及电镜检查，如有条件还应做免疫荧光或免疫过氧化物酶染色检查。

三、结果解释及报告

正常脑脊液是无菌的，如发现有病原菌，通常提示存在感染。应将脑脊液直接涂片结果和阳性培养结果作为危急值立刻通知临床医护人员。

（一）细菌学、真菌学检验

1.涂片报告

脑脊液直接涂片、染色及镜下观察后，根据细菌形态特征，报告"找到革兰阳性或阴性球菌或杆菌"，若发现以下特殊形态者，可初步判断并报告病原菌的种类：

（1）革兰染色阴性、凹面相对的球菌，位于细胞内或细胞外，可报告"找到革兰阴性双球菌，形似脑膜炎奈瑟菌"。

（2）革兰染色阳性球菌、菌体周围有明显荚膜，排列呈矛头状或单个或短链状，可报告"找到革兰阳性双球菌，形似肺炎链球菌"。

（3）革兰染色阴性、多形性、菌体大小不一，有杆状或丝状的细菌，可报告"找到革兰阴性杆菌，形似流感嗜血杆菌"。

（4）革兰染色阳性小杆菌，规则、单独或呈V形排列，出现于大量单核细胞之间者，可报告"找到革兰阳性杆菌，形似产单核李斯特菌"。

（5）抗酸染色阳性、杆状，单个或呈点状或聚集，可报告"找到抗酸杆菌"。

（6）墨汁染色，在黑色背景中，见到菌体周围有透明的荚膜，似一晕轮，或见到出芽的酵母菌，可报告"找到隐球菌"。新型隐球菌，特别是荚膜狭窄者易与白细胞相混淆，可用0.1%甲苯胺蓝染色法加以区别：新型隐球菌的菌体呈红色圆球状，荚膜不着色，白细胞染色呈深蓝色。

2.阳性培养报告

根据鉴定结果，发出确定报告。对金黄色葡萄球菌、肺炎链球菌、肠杆菌科细菌、非发酵革兰阴性杆菌和肠球菌进行药敏试验。对产单核李斯特菌，无乳链球菌和脑膜炎奈瑟菌一般不作药敏试验。

3.阴性培养报告

细菌培养孵育至少72小时，血培养瓶在自动化仪器中至少放5天，若在罗-琴培养基上培养结核分枝杆菌，应培养8周。如无菌落生长，可报告"培养×天无细菌（或真菌或结核分枝杆菌）生长"。

（二）病毒学检验

1.直接显微镜检查报告

在脑组织活检标本中可发现病毒或嗜酸性包涵体。不同病毒的CPE特征不同，依临床资料和有关资料判断可能感染的病毒，可据此判断感染病毒的种类。发现以下特殊形态者，可初步判断并报告病原体的种类：检测Negri小体诊断为狂犬病病毒感染；找到核内嗜酸性包涵体，包涵体周围有一晕圈。其结果呈小管状和小球状结构，小球状的病毒粒子偶尔也见于细胞质内，可诊断为亚急性硬化性全脑炎。有条件的实验室可以开展电镜和免疫电镜检测。电镜不仅能观察病毒的形态特征，还可测量病毒的大小。如直接荧光抗体法（DFA）用于检测脑组织中狂犬病抗原。亚急性硬化性全脑炎患者脑组织荧光素标记抗体方法检测有麻疹抗原存在。

2.免疫学检查

包括免疫荧光法、ELISA等用于发病初期患者血液和CSF中的病毒抗原或抗体。如怀疑乙脑患者检测患者血液和CSF中乙脑病毒抗原检测具有早期诊断的意义。HSV引起的脑炎难以诊断，快速诊断检测CSF中HSV抗原具有早期诊断的意义。也可以检测CSF中HSV-IgG可诊断为性HSV脑炎。值得注意的是由于IgG的产生需要几周的时间，因此对于病毒的早期诊断和治疗其意义不大。埃可病毒可从粪便、咽拭子以及CSF中获得，用人或猴肾细胞分离病毒，应用中和试验或血细胞凝集抑制试验进行病毒分型。肠道病毒70、71感染神经系统后难以分离，只有依靠血清学试验方法进行诊断。

第三节　呼吸道标本

临床常采集怀疑为呼吸道感染的上呼吸道或下呼吸道分泌物、胸膜和肺组织的穿刺物等标本，进行病原微生物检测，以确定是否存在呼吸道感染以及感染的性质。由于呼吸道与外界直接相通，且上呼吸道有较多的条件致病菌存在，呼吸道感染性疾病的流行仍十分突出。自20世纪以来，流行性感冒多次在全世界范围暴发流行、2003年的SARS暴发和近年来出现的人感染禽流感（H_7N_9和H_5N_1）等，都称为重大的公共卫生事件。呼吸道是最容易受新发病原体感染的部位。因此，呼吸系统感染病原学早期诊断显得尤为重要。

一、常见病原微生物

人体的上呼吸道有常居细菌群，下呼吸道是无菌的，但下呼吸道分泌物经上呼吸道排出时通常受到正常菌群的污染，故从呼吸道标本中检测到上呼吸道的正常细菌需要结合临床表现判断是否存在由该微生物引起的感染。

二、标本采集、检验程序与方法

（一）呼吸道标本细菌学检验

1.标本采集

（1）上呼吸道标本：包括鼻前庭、鼻咽、喉、口腔及鼻窦来源的标本。通常用拭子获取鼻前庭、咽、喉部位的分泌物送检。鼻窦标本采集通常经穿刺或抽取鼻窦内的分泌物或液体获得。上呼吸道拭子应在 2 小时内送到实验室尽快做检测和培养。

（2）下呼吸道标本

①痰标本：应在临床怀疑感染及使用抗菌药物之前采集，必要时应多次收集，并在2小时内送检，如不能及时送检应置于4℃保存，并在24小时内处理。正确的采集方法是：嘱患者先行漱口，深咳嗽，然后留取脓性痰或分泌物送检，最佳痰液采集量为2～10mL，最低不能少于1mL。

②诱导痰：无痰患者如需留痰标本，可用高渗盐水雾化吸入诱导痰液。在医护人员指导下，用3%～5%的NaCl诱导下咳出痰液。

③气道内吸引物：气管插管和气管切开患者，经人工气道吸引气道分泌物，可靠性高于痰标本。其病原学检测有很高的敏感性和特异性。

④保护性毛刷采样：经支气管镜引导保护性毛刷（PSB）技术或盲取法保护性毛刷（BPSB）的气道分泌物，可减少标本污染，有更好的准确性和可重复性。分泌物在4℃保存不超过24小时，实验室技术人员要尽快（自标本取出后不超过2小时）给予处理，也可暂存于2～8℃。

⑤支气管肺泡灌洗液采集：支气管肺泡灌洗液（BALF）培养是诊断肺部感染性疾病最可靠的方法。BALF在4℃保存不超过24小时，要尽快（自标本取出后不超过2小时）给予处理，也可暂存于2～8℃。呼吸道标本延迟处理会降低病原微生物的分离率。

⑥肺组织标本：对于病原微生物侵入肺组织中引起感染，但无脓肿形成，也无分泌物可采集时，为了明确诊断，或采用常规治疗无效时，需要送检感染部位的肺组织。另外，对于常规方法无法排除污染，分不清定植与感染时，也需要做肺组织培养（例如诊断肺部真菌感染时）。目前，肺组织的取材主要借助于支气管镜、胸腔镜、经皮肺组织穿刺和肺手术。肺组织标本采集后，应收集到专用无

菌容器内，根据组织标本的大小和检查目的的不同，使用无菌生理盐水、专业组织保存液等不同保存手段保存组织的活性。肺组织标本应该15分钟内送实验室。

2.检验程序

（1）下呼吸道标本合格性筛查：是对送检标本进行质量评价，确认标本是否应该进入下一步检验流程：

①痰标本：留取痰标本后先涂湿片，在不染色的状态下即可进行。将接种针前端5mm处折弯，曲成直角做成接种钩，挑取黄豆大小痰块，在载玻片上涂开，放在显微镜下观察。每低倍视野下鳞状上皮细胞数≤10个，且白细胞≥25个者为合格痰标本。

②气管吸出痰液：平均每低倍视野鳞状上皮细胞数<10个，或20个油镜视野至少能见1个细菌为合格标本。

③支气管肺泡灌洗液（BALF）：合格标准是BALF中无大气道分泌物混入；回收率>40%，存活细胞占95%以上；红细胞<10%（除外创伤/出血因素），上皮细胞<3%～5%，涂片细胞形态完整，无变形，分布均匀。

（2）呼吸道标本细菌检验操作程序：呼吸道标本经筛选为合格标本后进入以下操作程序，见图4-1。

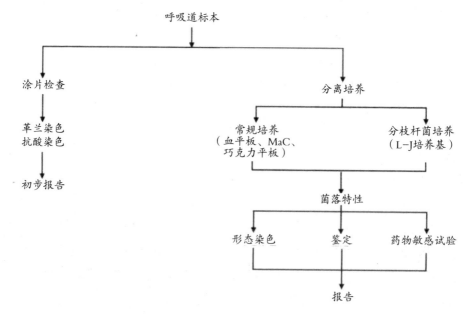

图4-1　呼吸道标本的细菌学检验程序

3.检验方法

（1）直接显微镜检查：呼吸道标本可采取直接涂片、染色、显微镜检查。痰涂片可行革兰染色、抗酸染色和相关特殊染色直接镜检寻找病原体。

①革兰染色：是细菌学中广泛使用的一种鉴别染色法。革兰染色能够观察到细菌的形态，细菌先经碱性染料结晶染色，后经碘液媒染后，用酒精脱色，在一定条件下有的细菌此色不被脱去，有的可被脱去，染色反应呈蓝紫色的称为革兰阳性细菌，用G⁺表示；染色反应呈红色（复染颜色）的称为革兰阴性细菌，用G⁻表示。

②抗酸染色法：是鉴定结核和麻风等分枝杆菌属细菌的重要方法。经涂片、干燥和固定后，先用5％石炭酸复红初染，细菌被染成红色，然后用3％盐酸酒精脱色，由于分枝杆菌细胞壁含脂类物质，一旦着色，盐酸酒精难以将其脱色，故为抗酸染色阳性（红色）。而一般的细菌容易脱色，再经亚甲蓝复染呈现蓝色。

痰标本在做成抗酸染色涂片前需对痰液标本进行消化处理，主要是要降低痰液的黏稠度，去掉结核分枝杆菌周围的蛋白和细胞，使结核分枝杆菌充分暴露。

（2）分离培养与鉴定：对送检呼吸道标本做分离培养，获得单个菌落后进行纯培养，并对细菌和真菌进行鉴定和药敏等试验，最终做出确切报告。来自咽、鼻、咳出的痰、导出的痰、通过支气管镜（无特殊保护套）取出的分泌物均不适合做厌氧菌培养。

①呼吸道标本细菌培养与鉴定：除基本分离培养基外，有时还须用特殊培养基，在合适的培养条件下进行培养。通常采用分区划线接种的方法进行标本的初次接种，并对培养的细菌进行鉴定。

②定量培养：用于PBSB和BALF的细菌培养，具体如下：A.定量接种方法：用加样器取样进行接种，再用玻璃棒均匀涂布，或用定量接种环进行接种，并将接种物均匀涂布于培养基表面。B.定量接种用培养基：通常采用血平板或巧克力平板，也可根据需要使用其他培养基，但不能使用选择性培养基。C.定量接种操作程序：将PBSB标本混匀后，用加样器取100μL标本接种至血平板或巧克力平板上，若有1个菌落生长，计数为10CFU/mL；用加样器（或用10μL接种环）取10μL标本接种至血平板或巧克力平板上，若有1个菌落生长，计数为100CFU/mL；先用加样器取50μL标本加入5mL磷酸缓冲盐水（1：100稀释），取其中

100μL（或用1μL接种环直接取标本）接种至血平板或巧克力平板上，若有1个菌落生长，计数为10^3CFU/mL。而BALF标本，则用加样器（或用10μL接种环）取10μL标本接种至血平板或巧克力平板上，若有1个菌落生长，计数100CFU/mL；用加样器取50μL标本加入5mL磷酸缓冲盐水做1∶100稀释，取其中100μL（或用1μL接种环直接取标本）接种至血平板或巧克力平板上，若有1个菌落生长，计数为10^3CFU/mL；在1∶100稀释方法上分别稀释10倍和100倍，并分别取100μL接种至血平板或巧克力平板上，若有1个菌落生长，计数为10^4CFU/mL。

（二）呼吸道标本真菌学检验

1.标本采集

（1）上呼吸道标本：对于口腔溃疡，先用拭子拭去溃疡或创面浅表分泌物，再用第二个拭子采集溃疡边缘或底部的标本。鼻窦标本采集通常经穿刺或抽取鼻窦内的分泌物或液体获得。不主张采集上呼吸道拭子标本进行真菌培养。

（2）下呼吸道标本：在微生物学检验方法上，下呼吸道真菌检验的标本采集、运送与细菌的方法相同。肺穿刺活检的肺组织的真菌检验是诊断肺部真菌感染的金标准，真菌检验的肺组织标本的采集、送检与细菌学检验相同。

2.检验程序

（1）下呼吸道标本合格性筛查：是对送检标本进行质量评价，确认标本是否应该进入下一步检验流程。与细菌学检验相同。

（2）呼吸道标本真菌检验操作程序：呼吸道标本经筛选为合格标本后进入以下操作程序，见图4-2。

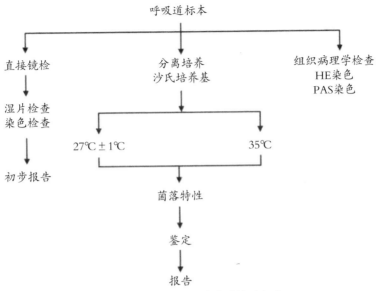

图4-2　呼吸道标本真菌学检验程序

3.检验方法

（1）直接显微镜检查：通过显微镜观察呼吸道样本中孢子、菌丝等真菌结构成分来确定有无真菌存在，非无菌部位存在真菌定植，不能判断是否感染，需结合临床情况综合判断。常用的方法有标本不染色显微镜真菌检查（湿片镜检）和染色显微镜真菌检查（干片镜检）。

真菌的直接镜检与细菌大致相同，但有其特殊性，主要体现在以下检查：

①涂片显微镜检查：曲霉菌是肺部真菌感染中最常见的丝状真菌，痰液中的排菌量少，极易漏诊，尤其是革兰染色；10%KOH透明后镜检方法的敏感性高于革兰染色法，且方法简便易行，被常规采用；对于检出肺部新型隐球菌，先采用10%KOH处理，再行墨汁染色有助于快速发现该菌。革兰染色涂片镜检怀疑诺卡菌时，可以做抗酸染色。

②肺组织标本显微镜检查：怀疑为真菌感染的肺组织标本做镜检时的制片方法主要采用病理切片的方法，不采用匀浆法；染色法主要为银染色、PAS染色和HE染色等染色方法，较少采用革兰染色。

（2）分离培养与鉴定：分离培养的目的在于鉴定真菌的菌种。

①常规培养：在生物安全柜中操作。用红外线加热器灭菌接种针，挑取少

量标本，接种于试管的斜面中下部，将标本浅埋入常用的真菌培养基，用胶塞封口；放置恒温箱培养27℃±1℃，某些双向型真菌需要同时放置37℃培养；分别于24小时、48小时和72小时观察，如果有真菌生长则进入鉴定程序；如果无真菌生长则建议继续培养至5~7天。

②真菌小培养：小培养法有很多种，常用的有琼脂方块培养法和小型盖片直接培养法。真菌小培养，能在光镜下观察真菌的形态和结构的特点及生长发育的全过程，便于鉴别鉴定方法。

（三）呼吸道标本病毒学检验

呼吸道标本病毒检查方法包括电镜直接观察形态、病毒分离鉴定、检查病毒抗原、核酸等，这些检查方法的应用使得呼吸道病毒感染的快速诊断成为可能。

1.标本采集

用作病毒检查的呼吸道标本采集与用作细菌学检查的呼吸道标本采集基本相同，采集的标本包括上呼吸道标本（包括咽拭子、鼻拭子、鼻咽抽取物、咽漱液和鼻洗液）、下呼吸道标本（如气管吸取物、肺洗液、肺组织标本）。应当尽量采集病例发病早期的呼吸道标本（尤其是下呼吸道标本）。标本需要放在专门的病毒运输液里运送，病毒感染传染性强，要做好相对应的生物安全防护。新鲜的临床采集标本应在4℃条件下尽快送至检测实验室。未能及时送至实验室的，应置-70℃或以下保存；冻存的标本应在冻存条件下，低温送至实验室。

2.检验程序

标本至实验室后，含棉拭子的标本，先将棉拭子在管壁上反复挤压后取出。鼻腔或咽部洗液，用手将装标本的管充分振荡，将黏液打碎，置4℃待其自然沉淀5~10分钟，取上清5mL，上清可直接接种或低温保存。标本在接种前应加抗生素（每毫升采样液中加入0.1mL的10mg/mL的庆大霉素和0.008mL的205μg/mL的制霉菌素），混匀后置4℃1~2小时后方可接种。

3.检查方法

（1）直接显微镜检查：

①电子显微镜：能观察病毒颗粒的形态和大小。对含有高浓度的病毒颗粒（$\geq 10^7$/mL）的样品，可直接用电镜进行观察。对含量少的样品可用免疫电镜法检查，即先将标本与特异性血清混合，使病毒颗粒凝聚，再进行电镜观察，可提

高检出率。

②光学显微镜：能观察病毒感染细胞内的病理变化，如包涵体或多核巨细胞等。有些病毒感染细胞后，在细胞质或胞核内会显示用光学显微镜可观察到的圆形或椭圆形的斑块，称为包涵体。在多数情况下，包涵体是由大量病毒在细胞内合成堆积而形成。包涵体的（胞浆内或核内）和经吉姆萨染色表现的嗜酸性或嗜碱性的不同对某些病毒性疾病的诊断有重要意义。

（2）分离培养与鉴定：病毒的分离用于：①有新的流行发生时，如流感、禽流感；②不能应用血清学诊断时；③一种临床疾病可被多种病原体引起时。如呼吸系统疾病综合征可被多种病毒或其他病原体感染引起。病毒必须在敏感的活细胞内增殖，所以应使用易感的活细胞对病毒进行分离培养和鉴定。其方法包括动物接种、鸡胚培养和细胞培养等。

（3）病毒成分的检测

①病毒抗原的检测：免疫学技术主要采用已知病毒特异性抗体来检测可疑标本是否含有病毒的抗原。经常使用的诊断试剂是单克隆抗体，目前常用的技术是荧光标记技术、酶标记技术（如ELISA）或放射免疫标记技术。

②病毒核酸的检测：病毒核酸诊断技术也主要是核酸分子杂交和PCR技术。斑点杂交可用于大多数病毒核酸和PCR产物的检测。原位杂交主要用于细胞内病毒的检测和定位。Southern印迹法和Northern印迹法可分别用于病毒基因组DNA或RNA的检测。

三、结果解释与报告

在上呼吸道标本的微生物学检验中，几乎每一份鼻、咽、喉拭子都是有菌的，分离出来的病原微生物是否与疾病有关，需要临床医生根据病原微生物的特点及其检出量、患者临床症状等综合分析，做出正确判断。

（一）直接显微镜检查

1.细菌

一般情况下报告为"找到革兰阴性或阳性细菌"。如见排列成葡萄状的革兰阳性球菌，可报告为"找到革兰阳性球菌，形似葡萄球菌"；如见瓜子仁形或矛头状、尖端相背、呈双排列、具有明显荚膜的革兰阳性球菌，可报告为"找到革兰阳性双球菌，形似肺炎链球菌"；如查见短而粗的革兰阴性杆菌，排列多成对且有明显荚膜时，可报告为"找到革兰阴性杆菌，形似肺炎克雷伯菌"。抗酸染色结果报告为"找到（未找到）抗酸性杆菌。"

2.真菌

镜下观察到真菌菌丝与孢子报告为阳性，根据镜下特征对致病真菌菌种仅有提示意义，明确菌种需要结合真菌培养和鉴定。未见真菌菌丝与孢子报告为阴性。镜下观察提示：

（1）孢子和假菌丝提示念珠菌。

（2）有荚膜的孢子提示隐球菌。

（3）透明、有隔菌丝，分支角度在45℃左右提示曲霉或其他丝状真菌。

（4）透明、无隔或少隔菌丝提示毛霉目真菌。

（5）咖啡色菌丝提示暗色丝状真菌。

（6）隐球菌感染以新型隐球菌最常见，HE和GMS染色易发现隐球菌，但可能会与念珠菌或组织胞浆菌混淆。

3.病毒

能观察病毒颗粒的形态和大小，观察病毒感染细胞内的病理变化，如包涵体或多核巨细胞等。

（二）分离培养与鉴定

1.细菌

（1）上呼吸道标本：在上呼吸道正常菌群或致病菌的正常携带与病原菌不易区分，所以不主张进行常规的鼻咽喉拭子培养，只进行特定的细菌检测。大多数上呼吸道感染是由病毒导致，因此，上呼吸道标本病毒的检测是有意义的。

（2）下呼吸道标本：细菌学检验3种常见的结果报告形式。

①细菌分离培养出正常菌群最终检验结果应报告"正常菌群"生长并以"＋"表示。如标本为支气管灌洗液，分离菌为单一定植的正常细菌时（大量或长期应用抗菌药物者），应报告"菌群失调"。若无菌生长应报告经48小时培养无细菌生长，有意义的培养基（巧克力平板、血平板），再置2天仍无生长可弃之。怀疑诺卡菌感染应延长培养时间。

②细菌分离培养检出优势菌：若与涂片染色镜检结果相符时，除及时初步报

告外，最终检验结果应报告标本肉眼观察的结果、涂片革兰染色白细胞和鳞状上皮细胞计数、细菌学镜检的描述性报告、优势菌鉴定的细菌名称和药敏试验结果等；若培养结果与涂片不一致，但培养出"优势可疑病原菌"时，药敏试验还须做，并及时与临床联系，最终检验报告应报告标本肉眼观察结果，涂片革兰染色白细胞和鳞状上皮细胞计数，细菌学镜检的描述性报告，细菌鉴定的细菌名称和药敏试验结果。但提示此结果请结合临床和涂片所见进行分析。

③BALF细菌培养：在下呼吸道感染的诊断中有重要地位。对于普通细菌感染，将半定量培养菌落计数值≥10⁵CFU/mL作为确定感染的阈值，但对于某些特定的病原体一经发现就有意义，如结核分枝杆菌、军团菌。对于分离菌中数量≥10⁵CFU/mL的一些条件致病菌或通常被认定为正常菌群的细菌，需要引起足够的重视。

2.真菌

（1）真菌培养结果有如下几种情况

①两支培养管都有单一形态真菌生长（包括真菌菌落与培养物镜下形态），标本直接真菌镜检同时皆为阳性者提示具有临床意义，可报阳性。

②仅一支培养管有真菌生长，且生长真菌菌落位于非接种部位、呈霉菌样菌落生长则可能受污染，建议不报阳性，同时通知临床科室重复培养。

③培养试管内有1种以上真菌生长时，结合真菌生长部位、真菌镜检以及临床信息区分致病菌和污染菌，如果难以确定，需要通知临床科室重复取材培养。

（2）常见真菌

①念珠菌：呼吸道标本念珠菌呼吸道标本分离率高，20%～55%的正常人痰中可以分离出念珠菌，且气道内定植常见，痰念珠菌培养阳性难以区分定植或感染，故临床意义有限，其阳性结果解释须慎重，即使经支气管镜下保护性毛刷刷检标本的培养阳性也不能作为诊断侵袭性念珠菌感染的依据。

近年来，非白念珠菌感染的比例不断升高。念珠菌显色培养基，实现了一步培养直接鉴定常见念珠菌。

②曲霉：在呼吸道标本中常可以检出，由于存在污染和定植可能，其结果解读需慎重。曲霉属适合在标准培养液中生长，多数实验室能够鉴别菌种。以菌落形态和分生孢子头的颜色进行群的划分，然后以分生孢子的形态和颜色、产孢结构的数目、顶囊的形态以及有性孢子的形态等进行种的鉴定。临床呼吸道标本曲

霉分离率不高，曲霉培养的敏感度和特异度有限，在BALF中曲霉培养阳性率小于15%。痰标本培养连续2次分离到同种曲霉及BALF的单次培养阳性，可作为诊断肺曲霉病的微生物学依据。但临床依然应注意须将结果与宿主因素和临床特征相结合来判定其临床意义。

③隐球菌：在隐球菌病患者呼吸道标本中，痰培养和涂片阳性率一般低于25%。由于新生隐球菌可以寄居于正常人群，因此痰液甚至气管吸引物培养出现新生隐球菌，应根据临床具体情况进行判断是否有肺隐球菌感染。

3.病毒

标本检出病毒视为阳性，应报告所用的检验鉴定方法与检出病毒种名。

4.其他检测

自动化细菌、真菌检测技术可按照使用说明书进行结果的判读。病毒抗原检测操作简便、特异性强、敏感性高，待检样品中不必有完整的病毒体存在，可以节省分离鉴定病毒的时间和繁杂的实验步骤，对于一些血清型别有限的、难以用常规细胞培养技术培养的病毒，是一种快速而实用的方法。只要具有较高质量的特异性抗体，标本中存在一定量的病毒抗原，可在几小时到1天的时间内完成检测。

核酸检测在呼吸道标本病毒的检测中有很重要的意义。由于核酸检测是直接检测病毒的核酸，具有高敏感、高特异和短检测窗口期等优点，为疫病早诊断、早治疗、降低病死率以及控制疫情争取时间。核酸检测技术已经从定性检测发展到实时荧光定量检测。针对有些临床需要，除能够依据阴阳性判断确证病例以外还可以依据核酸的载量判断感染程度。如H_7N_9禽流感病毒的核酸检测可采用荧光RT-PCR检测，并行实时荧光定量PCR定量检测H_7N_9。

第四节　胃肠道标本

消化道感染是以呕吐、腹痛、腹泻为临床特征的常见感染病，通常源于食入或饮入被细菌病毒、真菌或寄生虫污染的食物或水。不同病原微生物引起胃肠道感染的临床症状和体征可能存在相似之处，给临床确诊带来困难，需要通过临床病原微生物检验确定消化道感染的病原体。

一、常见病原微生物

引起胃肠道感染的病原体种类繁多，可为单一病原体或是2种及2种以上的病原体混合感染。细菌、病毒和真菌均可引起胃肠道感染。细菌中常见的有沙门菌属细菌、志贺菌属细菌、小结肠耶尔森菌、致病性大肠埃希菌、类志贺邻单胞菌、弧菌属细菌、螺旋杆菌属细菌和艰难梭菌等。病毒中常见的有轮状病毒属病毒、诺如病毒属病毒、哺乳类星状病毒1和甲型肝炎病毒等。当患者处于严重免疫功能低下或者因抗生素治疗而致菌群失调时，真菌也可引起胃肠道感染，常见的有白念珠菌和曲霉菌属等。

二、标本采集与检验方法

（一）胃肠道标本细菌学、真菌学检验

1.标本采集

最常采用的标本是粪便和肛拭，患者的可疑食物、呕吐物也可作为检验标本。胃镜及肠镜下，如发现有病变组织，应夹取少量进行相应的检查。注意采集粪便标本的非正常部分，因为细菌培养阳性率的高低与粪便的性状关系很大，脓血黏液部分最好。成形便致病菌通常为阴性。霍乱弧菌感染时为米泔水样便。

为提高阳性检出率，标本最好在用药前采集。要采集新鲜标本，腹泻患者应尽量在急性期采集标本。采集容器应为带盖的洁净广口容器。用于厌氧菌培养的

标本，应尽量避免接触空气，最好立即培养。如不能立即送检，可取1g粪便保存于10mL 3%甘油缓冲盐水中或Cary-Blair运送管中，尽快送检。

（1）粪便：采集自然排便粪便2～3g放入广口清洁干燥的容器内送检。若疑为细菌痢疾患者，应挑取脓血、黏液部分检验；疑为霍乱患者应置碱性蛋白胨水中；如做厌氧菌检查时，需要立即送检。此外，疑有弯曲菌或耶尔森菌等感染标本，为保证阳性率，应置运送培养基中送检。

（2）直肠拭子采集：一般不推荐使用拭子做腹泻病原菌的培养，在特殊情况下不易获得粪便标本时，可采集直肠拭子。其方法是将拭子前端用无菌甘油或盐水湿润，然后插入肛门4～5cm（幼儿为2～3cm）处，轻轻在直肠下段旋转，蘸取直肠表面分泌物或黏液后取出。置于Cary-Blair运送管中立即送检。

（3）患者的呕吐物、可疑食物等：取2～3g患者的呕吐物、可疑食物标本，立即送检。

（4）胃镜或肠镜下标本：对于进行胃镜或肠镜检查的患者，当发现相关病变时，可在镜下直接取材，将带有胃黏膜或肠黏膜的标本快速送检或置于运送培养基中送检。为了增加标本培养的阳性率，活检时应采集胃多部位的黏膜组织，标本应放置于湿润、等渗盐水中及时送检，运送途中不应超过3小时，4℃低温保存不能超过5小时。

2.检测方法

（1）直接显微镜检查：粪便标本中由于含有大量的正常菌群，直接涂片根据染色性和形态无法区别病原菌，故一般不建议做直接涂片检查。如果临床怀疑是霍乱弧菌、分枝杆菌属、艰难梭菌感染或真菌二重感染等，直接涂片检查才可能有指导意义。

①疑为霍乱的水样粪便或呕吐物标本采用悬滴法暗视野（或相差显微镜）镜检，细菌呈穿梭状极活泼的运动。加入O1或O139血清群霍乱弧菌诊断血清，若细菌运动停止则为血清制动试验阳性。应立即上报上级主管部门，并做好患者消毒隔离和治疗工作。

②疑为伪膜性肠炎的粪便或肠镜标本：直接涂片，进行革兰染色油镜观察。发现革兰阳性粗大杆菌、无荚膜，通常有位于菌体一端的卵圆形芽孢，提示艰难梭菌感染。

③疑为肠道菌群紊乱引起的腹泻：如发现大量革兰阳性呈葡萄状排列的球

菌，提示可能为葡萄球菌属细菌感染；如有革兰阳性的芽生孢子和假菌丝，提示念珠菌属真菌感染。

④疑为沙门菌属感染：取粪便标本的黏液部分，与等量Loeffler亚甲蓝染液均匀混合于载玻片上，盖上盖玻片（Loeffler亚甲蓝湿片法染色）2~3分钟后，高倍镜下观察。如见到大量中性粒细胞，则可能与沙门菌属细菌感染有关。

⑤疑为弯曲菌属感染：采用悬滴法显微镜下观察有螺旋状或投标样运动，或染色标本检查观察到革兰阴性、弯曲呈S状或螺旋状杆菌，提示弯曲菌属细菌感染。

（2）分离培养与鉴定

①常规粪便培养：条件允许的情况下，建议同时选用一种肠道强选择性培养基（SS平板、XLD或HE）和一种弱选择性培养基（如MaC、EMB或中国蓝平板），经35℃培养18~24小时，观察菌落性状。如为乳糖不发酵菌落，则进行下一步生化反应鉴定及血清学鉴定。

若MaC平板和SS平板培养后未检出常见致病菌，但感染性腹泻症状明显，可重新采集粪便标本接种GN肉汤进行增菌，35℃培养4~6小时后，再行分离培养。如怀疑沙门菌感染，可先用SF肉汤（Selenite F，亚硒酸盐增菌液）或TTB肉汤（Tetrathionate Broth，四硫磺酸盐煌绿增菌液）增菌12小时以提高检出率。选择性培养基BAP-AMP（Blood Agar Plate-Ampicillin，氨苄西林血平板，每10mL的血琼脂培养基加入10mg氨苄西林）有助于检出气单胞菌。选择性培养基IBB平板（Inositol Bright-green Bile salt，肌醇-亮绿-胆盐平板）有助于检出邻单胞菌。

②特殊细菌分离培养：将疑似下述特殊细菌感染分别做细菌分离培养与鉴定。

霍乱弧菌：取"米泔水样"便或已接种于保存液中的粪便标本0.5~1mL或肛门（直肠）拭子接种于碱性蛋白胨水中于35℃进行增菌。培养6~8小时后，取增菌液表面菌膜移种于庆大霉素琼脂平板或TCBS平板中进行分离培养。同时取增菌液作革兰涂片染色和悬滴法动力试验和抗血清制动试验。对鉴定为霍乱弧菌的标本和菌种要妥善保存，以供卫生防疫部门进行核对和流行病学调查分析。

副溶血性弧菌：取可疑粪便（或可疑食物）接种于碱性蛋白胨水中，同时划线接种于TCBS平板和SS平板上，35℃18~24小时培养后观察菌落生长。增菌管在孵育16~18小时后移种至上述平板中，35℃18~24小时培养后观察，取绿色或蓝色菌落进行鉴定。

小肠结肠炎耶尔森菌：将粪便标本同时接种于耶尔森菌专用选择性培养基（CIN）MaC平板及SS平板，22~25℃孵育48小时后观察菌落形态。小肠结肠炎耶尔森菌可形成中心深红色、边缘透明的菌落，似公牛眼。取可疑菌落做生化反应等进一步鉴定。如疑为带菌者，可将疑似患者粪便或肛拭子接种于1/15mol/L、pH为7.4~7.8的PBS中，在4℃进行冷增菌。在第7天、14天和21天取增菌液分别接种于上述平板进行培养、分离和鉴定。

空肠弯曲菌：直接取液状或血性粪便标本或保存于Cary-Blair运送培养基中的粪便标本接种于Camp-BAP平板或Skirrow血平板等弯曲菌选择培养基，在37℃和43℃微需氧环境下（85%N_2、10%CO_2和5%O_2）分别培养48~72小时后，观察平板菌落生长情况。

幽门螺杆菌：对于胃镜下胃黏膜活检标本，直接镜检可见细长弯曲或呈海鸥展翅状排列的菌体，阳性率很高，是简便、实用、准确和较快速的诊断方法。另外，用快速脲酶试验、核素标记试验、PCR及抗原检测可对幽门螺杆菌做快速检查。

若要进行药敏试验和流行病学调查，需要做细菌培养。用选择性和非选择性培养基同时分离该菌可提高敏感性。用含5%绵羊血的布氏平板或加入7%马血的心脑浸液作为非选择性培养基，用改良的Skirrow平板（加入万古霉素10mg/L、两性霉素B10mg/L、甲氧苄啶5mg/L）作为选择性培养基，在含微需氧环境（85%N_2、10%CO_2和5%O_2）中37℃孵育3~5天，如长出细小、灰白色、半透明、不溶血的菌落，再进行进一步鉴定。

艰难梭菌：取肠镜下检材或带有假膜的新鲜粪便，立即接种于环丝氨酸-头孢西丁-果糖-琼脂（CycloserineCefoxitinFructoseAgarmedium，CCFA）培养基上30~37℃厌氧环境，培养48~72小时，选择疑似菌落做毒素检测及生化反应。

葡萄球菌和蜡样芽孢杆菌：将怀疑为金黄色葡萄球菌和蜡样芽孢杆菌感染的黄绿色水样粪便，称量并稀释（10^{-5}~10^{-1}）接种高盐甘露醇培养基或高盐卵黄平板上，35℃培养18~24小时，观察菌落形态，同时对菌落进行计数和鉴定。每克粪便含10^5CFU的葡萄球菌或蜡样芽孢杆菌，才具有临床意义。

真菌：可将标本接种在含有氯霉素的沙氏葡萄糖琼脂培养基及血平板上，25℃和35℃培养24~48小时观察。如有乳白色、黏滞奶油状、表面略隆起的菌落，可能为念珠菌属真菌；如有毛样生长且伴有绿色或黄色细小颗粒的，提示可能为曲霉菌属真菌。念珠菌属真菌需要进行涂片染色和进一步鉴定，曲霉菌属真菌需要进行压片检查，观察其典型的镜下形态。

分枝杆菌：引起胃肠道感染的分枝杆菌主要是结核分枝杆菌和鸟-胞内分枝杆菌。将标本接种于鸡蛋培养基上，鸟-胞内分枝杆菌形成边缘整齐的S型菌落，不产生色素，老龄菌菌落可呈黄色。疑为结核分枝杆菌，将标本接种在改良罗氏固体培养基上，一般2~4周长出表面干燥、粗糙、隆起，呈颗粒状、结节状或菜花状、乳白色或淡黄色，不透明菌落。经生化反应或者PCR进一步鉴定。

肠致病性大肠埃希菌：取可疑粪便标本接种在中国蓝平板或麦康凯平板、EMB平板上，35℃18~24小时后，挑取乳糖发酵菌落5~10个，接种于KIA和MIU培养基管，根据生化反应先确定为大肠埃希菌。然后用EPEC、EIEC的多价抗血清进行凝集试验。对于ETEC，则采用改良的Elek法检测LT、用乳鼠灌胃试验测定ST。对怀疑EHEC感染的患者标本，应接种在山梨醇麦康凯（SMaC）平板上，挑选山梨醇不发酵的菌落，进行血清凝集试验。对EAggEC，可采用液体培养-凝集试验检测细菌对Hepa-2或HeLa细胞的黏附性或用DNA探针技术检测aggR基因。

（二）胃肠道标本病毒学检验

1.标本采集

取2~4g粪便标本在无菌的容器中，加8~10mL运送液立即送检。常用于轮状病毒属病毒、诺如病毒属病毒、哺乳类星状病毒1和甲型肝炎病毒等的直接镜检、分离培养或抗原检测。

2.检测方法

（1）电镜检查：采集患者水样便后，经磷酸钨负染在电镜下观察病毒颗粒（轮状病毒属、甲型肝炎病毒等）。用免疫电镜可检查病毒-抗体复合物并进行分型，是检测肠道病毒感染的最准确、可靠和快速的方法。

（2）分离培养：选择敏感细胞接种标本（详见第二十七章无包膜RNA病毒），观察细胞病变效应判断病毒增殖。该法是确诊病毒感染金标准，但操作繁琐，费时费力。

（3）免疫学方法检测抗原或抗体：免疫学方法是诊断病毒感染的重要实

手段，目前主要免疫学方法检测有ELISA、免疫胶体金法、免疫荧光法（IF）、放射免疫法、免疫印迹法。可以通过IgM的检测及双份血清抗体效价4倍增长来确定近期感染并提高试验的特异性。目前已经应用于临床的方法包括以下几种。

①ELISA双抗夹心法、群或型特异性单克隆抗体：检测甲型肝炎病毒、哺乳类星状病毒1等抗原并判断血清型。

②乳胶凝集试验：检测粪便标本中轮状病毒抗原，也是一种临床应用广泛的快速鉴定轮状病毒的方法。

③ELISA方法：检测病毒感染后产生的相应特异性抗体，如HAV-IgM抗体是甲型肝炎早期诊断的最可靠指标。

（4）核酸检测：病毒核酸检测方法主要有PCR技术、核酸杂交技术和基因芯片技术。目前，荧光实时定量PCR越来越广泛用于临床病原学检测，是一种快速、敏感的检测方法，病毒核酸阳性一般可作为诊断病毒感染的依据。

①轮状病毒属：可提取粪便标本中的病毒RNA，进行RT-PCR、聚丙烯酰胺凝胶电泳（PAGE）或核酸杂交检测，根据轮状病毒A、B、C3个种、11个基因片段的分布图形进行分析，对临床轮状病毒感染进行病因诊断和流行病学调查，具有重要价值。

②星状病毒属：近年来随着对星状病毒克隆和测序的完成，RT-PCR、基因芯片技术也已逐步用于哺乳类星状病毒1的检测。

③甲型肝炎病毒：患者前驱期出现病毒血症，故采用RT-PCT检测样本中的病毒RNA可用于早期诊断。HAV-RNA检测可确证可疑的抗HAV-IgM检测结果。此外，还可用于基因分型。

三、结果解释及报告

（一）直接显微镜检查

1.直接显微镜检查

标本直接涂片革兰染色镜下检查，未发现阴性杆菌或很少阴性杆菌，而有大量革兰阳性呈葡萄状排列的球菌，提示可能为菌群失调导致的葡萄球菌属细菌二重感染；如发现革兰阳性的芽生孢子和假菌丝，提示为念珠菌属真菌引起的二重感染；发现革兰阳性粗大杆菌、无荚膜，通常有位于菌体一端的卵圆形芽孢，提示艰难梭菌感染。以上病原体的检出，表明肠道菌群发生紊乱，高度提示抗生素相关性腹泻。

2.悬滴法镜检

对于水样粪便或呕吐物标本，采用悬滴法暗视野（或相差显微镜）镜检，如发现细菌呈穿梭状极活泼的运动如流星样或鱼群样，需要用霍乱弧菌诊断血清进行血清制动试验，以明确是否为霍乱弧菌感染。若发现投镖式或螺旋式运动的小杆菌，提示弯曲菌属细菌感染。

3.Loeffler亚甲蓝湿片法染色

取黏液便，采用Loeffler亚甲蓝湿片法染色。如在高倍镜下见到大量中性粒细胞，则提示与沙门菌属细菌感染有关。

4.电镜下观察病毒颗粒

患者水样便，经负染色在电镜下观察病毒颗粒或用免疫电镜检查病毒–抗体复合物，是检测轮状病毒属、甲型肝炎病毒等病毒性感染的最快速的方法。阳性报告提示病毒感染。

（二）分离培养与鉴定

采用肠道选择性培养基，可以对常见肠道病原菌进行分离培养和鉴定，如沙门菌属细菌和志贺菌属细菌等，培养阳性结果可以进行伤寒、副伤寒或细菌性痢疾等疾病的初步诊断。

对于其他病原体，可选择特殊的针对性更强的培养基进行分离培养和鉴定。如TCBS分离霍乱弧菌和副溶血弧菌，CIN分离小肠结肠炎耶尔森菌，Camp-BAP平板或Skirrow血平板等分离空肠弯曲菌，改良的Skirrow平板分离幽门螺杆菌，CCFA分离艰难梭菌，改良罗氏固体培养基分离结核分枝杆菌属细菌等。

在合适培养基上生长的菌落，经生化反应鉴定最终可以鉴定到菌种。对于沙门菌属、志贺菌属、霍乱弧菌及肠道致病性大肠埃希菌等，还要用特异性诊断血清对其进行血清学诊断。菌种及其血清型的确定，可以大大提高实验室的诊断水平，满足临床疾病诊断的需求。

病毒的分离培养方法是确诊病毒感染金标准，但操作繁琐，费时费力。一般在临床微生物室不常规开展。

（三）抗原抗体检测

对于大多数病毒性感染，抗原抗体的检测有着极其重要的价值。抗体的检测也可应用于某些细菌性感染的辅助诊断如伤寒和副伤寒。

1.甲型肝炎病毒、哺乳类星状病毒1等抗原

可用ELISA双抗夹心法、群或型特异性单克隆抗体进行检测并判断血清型。

2.粪便标本中轮状病毒抗原

可用乳胶凝集试验进行检测，是临床广泛应用的快速鉴定轮状病毒的方法。

3.检测病毒感染后产生的特异性抗体

对疾病的诊断非常有价值。如甲型肝炎病毒早期IgM型抗体以及恢复期IgG型抗体，前者在感染初期占优势，3个月后滴度下降，于6~8个月后不易检出；后者初期滴度较低，后逐渐升高，该抗体在康复后仍可维持相当滴度，可持续数年或更长时间。由于HAV-IgM仅出现在感染早期出现，是进行早期诊断的敏感指标，也是当前诊断甲型肝炎最简便的方法。因此，甲型肝炎病毒IgM阳性即提示为急性感染或复发，且只需检测单份血清。诊断甲型病毒性肝炎，还可检测患者各种分泌物中的抗HAV-IgA。

4.肥达试验

用已知伤寒、副伤寒沙门菌O或H抗原来检测患者血清中有无相应抗体及抗体效价的凝集试验，可以用于辅助诊断伤寒和副伤寒。

（四）核酸检测

与病毒的培养方法相比，利用分子生物学方法对病毒核酸进行检测，与免疫学方法具有同样重要的价值。

核酸检测还可应用于某些细菌性感染的诊断。对EAgg EC，可采用DNA探针技术检测aggR基因。对于艰难梭菌，可以利用PCR方法检测其毒素基因。对某些生长缓慢或营养要求高的细菌如结核分枝杆菌、幽门螺杆菌等，也可以采用PCR方法进行检测。

分子生物学方法大大缩减了检测时间，提高了检测的灵敏度。可以并且已经广泛应用于临床实验室进行感染性疾病的辅助诊断。

第五章　临床免疫疾病检验

第一节　超敏反应的免疫检验

超敏反应，是机体再次受到相同抗原刺激后发生的一种异常或病理性的免疫应答。免疫应答类型和激发超敏反应的抗原的性质及定位是决定此类疾病临床与病理表现的两个关键因素。四种类型超敏反应的发生机制各异，同一抗原也可在不同条件下引起不同类型的超敏反应，如青霉素就可以引起四种类型的超敏反应。四种类型超敏反应发病机制不一，其免疫学检测方法也有所不同。Ⅰ型超敏反应的发生与过敏原和所引起的特异性IgE有关，故检测重在寻找过敏原和测定血清中特异性IgE。Ⅱ型超敏反应的检测着重于抗血细胞抗体。Ⅲ型超敏反应引起原因主要是形成了中等大小的免疫复合物，所以检测免疫复合物对于临床疾病诊断和预后观察较有价值。Ⅳ型超敏反应也可用局部皮肤试验进行检测。

一、过敏原皮肤试验

对于Ⅰ、Ⅳ型超敏反应疾病患者，寻找出引起疾病的过敏原，避免再次接触过敏原是防止该病再次发生的重要手段。

过敏原皮肤试验常简称为皮试，即在皮肤上进行的体内免疫学试验。该试验简单、方便。

（一）过敏原皮肤试验原理

过敏原皮肤试验的原理是将一种物质（可疑的过敏原）注入机体的皮肤中或敷贴于皮肤上，经过一定时间，观察皮肤反应，从而判断该物质对测试者是否可引起超敏反应。过敏原皮肤试验根据其发生机制分为四种，即Ⅰ型、Ⅱ型、Ⅲ型、Ⅳ型超敏反应皮肤试验。其中用得最多的是Ⅰ型、Ⅳ型超敏反应皮试。

1.Ⅰ型超敏反应皮肤试验原理

当变应原通过皮肤挑刺、划痕、皮内注射等方法进入致敏者皮肤，与吸附在肥大细胞和（或）嗜碱性粒细胞上的特异性IgE结合，导致肥大细胞和（或）嗜碱性粒细胞脱颗粒，释放生物活性介质。20～30分钟内局部皮肤出现红晕、红斑、风团以及瘙痒感，数小时后消失。若出现此现象则判断为皮肤阳性，即对该变应原过敏；未出现红晕、红斑、风团及瘙痒感为阴性，即对该变应原不过敏。

2.Ⅳ型超敏反应皮肤试验原理

用皮内注射、皮肤斑贴等方法使变应原进入已致敏机体，体内致敏的T细胞再次接触到变应原后，释放多种细胞因子，造成局部以单核细胞和淋巴细胞浸润为主的炎症反应。24～48小时后局部出现红、肿、硬结和水疱，以此来判断变应原是否引起机体Ⅳ型超敏反应或机体的细胞免疫功能状态。

（二）方法

1.皮内试验

（1）Ⅰ型超敏反应的皮内试验：一般多选择受试者前臂内侧为注射部位，操作时应注意勿使注入部位出血或将液体注入皮下。皮肤消毒后，用注射器将0.01～0.02mL的变应原（如青霉素、花粉、尘螨、动物皮屑、血清、食物等）提取液注入皮内，使皮肤形成直径为2～3mm的皮丘。如同时做数种变应原的间距应为2.5～5.0cm（高度可疑敏感的变应原应选择5cm）。

注射后15～25分钟观察有无风团和红晕反应，判断标准见表5-1。皮试并非绝对安全，一定要严格掌握适应证，仔细询问病史，若已知对某种物质高度过敏者或不合作的儿童均不宜做皮试。皮试时必须准备常规的抢救药品和设施。

表5-1　Ⅰ型超敏反应皮内试验的结果判断标准

反应程度	风团直径/mm	红晕直径/mm
—	<5	<5
±	5～10	5～10
+	11～20	5～10
++	21～30	5～10
+++	31～40	11～15，或有伪足
++++	>40	>15，或有多个伪足

为了更准确地观察患者皮肤反应性，排除干扰因素，皮试时应以阳性和阴性对照液作比较。阳性对照液常用盐酸组胺，阴性对照液一般用变应原的稀释保存液或生理盐水。试验中一般采用左右两臂一侧作对照，另一侧为试验。如阳性对照液有反应，阴性对照液无反应，皮内试验结果可信。

皮试试验由于影响因素多，可出现假阳性或假阴性的结果。假阴性常见于：①皮试液的浓度过低或失效；②老年患者或过敏性休克或哮喘大发作之后（其皮肤反应性差）；③皮试前用过抗组胺药或免疫抑制剂；④操作不当将皮试液注入皮下或注入量过少等。

假阳性常见于：①变应原稀释液偏酸或偏碱；②患者有皮肤划痕症；③抗原不纯或被污染；④抗原量注射过多。

（2）Ⅳ型超敏反应的皮肤试验：机体的细胞免疫功能状态与皮肤迟发型超敏反应成一定平行的关系。用特异性或非特异性抗原进行皮试时，细胞免疫功能正常者95%的Ⅳ型超敏反应皮试均为阳性；而细胞免疫功能低下者，Ⅳ型超敏反应皮试反应为阴性或弱阳性。因此，Ⅳ型超敏反应皮试不但可测出机体是否对变应原过敏，而且可反映出机体细胞免疫功能的状况。

结核菌素皮试是检测Ⅳ型超敏反应典型的例子。用一定浓度的旧结核菌素（old tuberculin，OT）或结核菌素的纯蛋白衍生物（purified protein derivative，PPD）作抗原，于前臂屈侧皮内注射，48～72小时后观察结果。Ⅳ型超敏反应皮内试验的阳性结果以红肿和硬结为主（表5-2）。

表5-2　Ⅳ型超敏反应皮试结果判断标准

反应程度	结核菌素皮试	贴斑试验
－	无反应或小于对照	敷贴部位无任何反应
＋	仅有红肿	自觉瘙痒或轻微发红
＋＋	红肿伴硬结（0.5～1cm）	剧痒、红斑、丘疹
＋＋＋	红肿、硬结、水疱	红肿、丘疹、有疱疹
＋＋＋＋	大疱和（或）溃疡	水疱密集、渗出、糜烂

临床上用OT皮试的目的：①了解机体是否对结核分枝杆菌有免疫力及接种卡介苗的免疫效果观察；②排除结核分枝杆菌感染；③了解机体细胞免疫功能

状况。

2.挑刺试验

挑刺试验也称点刺试验。主要用于检测Ⅰ型超敏反应，其原理同皮试，是一种较简便而又较高特异性的试验。将常见的可疑致敏原制成混悬液，滴于试验部位皮肤上，用点刺针针尖透过液滴垂直刺入皮肤或在皮肤上轻轻地挑刺一下，以刺破皮肤但不出血为度，让可疑致敏原渗入皮肤，1分钟后拭去皮试液，15分钟后观察结果，如同时试验多种抗原，勿将不同的抗原液交叉污染。挑刺试验较皮内试验安全，假阳性较少，但敏感性较皮内试验低。如用磷酸组胺做标准阳性对照时，其判定结果应以阳性对照为判定依据。其分级标准是：无风团反应的为"－"，风团反应为阳性对照的1/3或2/3时分别为"＋"或"＋＋"，若风团反应与阳性对照相同或大于阳性对照时则为"＋＋＋"或"＋＋＋＋"。主要判断标准见表5-3。

表5-3　挑刺试验的结果判断标准

反应程度	风团反应
－	无风团反应
＋	风团反应为阳性对照的1/3
＋＋	风团反应为阳性对照的2/3
＋＋＋	风团反应与阳性对照相同
＋＋＋＋	风团反应大于阳性对照

3.贴斑试验

主要用于寻找接触性皮炎的变应原。敏感程度虽然不高，但假阳性较少，结果可信度大。贴敷于受检者前臂内侧或背部正常皮肤上。试验抗原为软膏时，可直接涂抹到皮肤上；试验抗原为固体物时，可用蒸馏水混匀浸湿后涂敷于皮肤上；如为液体时，则浸湿纱布敷贴于皮肤上。所用抗原浓度以不刺激皮肤为原则，用玻璃纸或蜡纸遮盖住药纱后，再用纱布等固定，涂敷范围以直径0.5～1cm为宜。24～72小时观察结果。如有明显不适，随时打开查看，并进行处理。Ⅳ型超敏反应贴斑试验的阳性结果以红肿和水疱为主，判定标准见表5-2。

（三）临床意义

皮肤试验属于体内免疫学试验，直接在人体上测试。虽然有一些干扰结果的因素，但却能反映各种因素综合对机体作用的实际免疫状况。操作简便，方便适用，结果可信度大，所以在临床和防疫工作中经常应用。

1.寻找变应原

在Ⅰ型超敏反应的防治中，避免接触变应原是其重要手段之一。通过皮试或挑刺试验，检测出引起Ⅰ型超敏反应的变应原，为患者防止该病再次发生提供了线索和依据。例如支气管哮喘和荨麻疹等可用皮试来检测过敏原。对食物过敏者容易发现变应原，可不做皮试，而且食物过敏与皮肤试验的相关性较差，因为食物的抗原提取液与肠吸收的物质有所不同。

2.预防药物或疫苗过敏

某些药物如青霉素、链霉素、普鲁卡因等易引起人过敏。首次使用前或已有较长时间未用者，在使用前均应进行皮试检测，了解患者是否对该药过敏，过敏者应更换其他药物。注射异种抗血清（例如抗破伤风抗血清和抗狂犬病血清）者也应在使用前做过敏试验。如果呈阳性反应就需要更换为精制抗体，或进行脱敏、减敏治疗，即少量多次注射，以达到暂时耗竭肥大细胞和嗜碱性粒细胞上结合的IgE，使机体暂时处于脱敏状态。但该疗法必须在密切观察中进行，一旦有反应，应立即终止使用。

3.评价机体细胞免疫功能状态

Ⅳ型超敏反应皮试既可反映机体是否对注射抗原的过敏情况，也可反映出机体细胞免疫功能状况。常用旧结核菌素、PPD或双链酶（SD-SK）进行皮试，也可用人工合成的二硝基氟苯（DNFB）。后者使用前应对待试者进行致敏，再做皮试，这样可消除因抗原接触史不同而产生的误差。

4.传染病的诊断

对某些传染病，用该种病原体特异性抗原进行皮试，可起到诊断或鉴别诊断的作用。如对布氏菌病、某些病毒感染、真菌感染及某些寄生虫感染等。

二、血清IgE检测

介导Ⅰ型超敏反应的抗体主要是IgE类抗体，因此，检测血清总IgE或特异性

IgE都有助于Ⅰ型超敏反应性疾病的诊断和变应原的确定。

（一）血清总IgE检测

血清总IgE是血清中各种抗原特异性IgE的总和。正常情况下血清IgE含量很低，仅为μg/L水平。临床一般选用敏感性较高、稳定性较好的免疫比浊法、化学发光免疫法、酶联免疫吸附法等进行检测。

1.免疫比浊法

包括散射免疫比浊法和透射免疫比浊法，主要通过检测血清IgE与试剂中的抗IgE结合形成可溶性抗原-抗体复合物的浊度来对血清中的IgE进行定量。血清总IgE可在专门的特定蛋白仪器检测，也可在生化分析仪上检测。

2.化学发光免疫法

用化学发光物质标记抗IgE，与血清中IgE反应后，通过化学发光分析，计算出血清中IgE含量。

3.酶联免疫吸附法

常用双抗体夹心法（形成动物抗人IgE-待测IgE-动物抗人IgE·HRP）。该法方便、实用、敏感性高，临床上较常应用。

（二）特异性IgE检测

特异性IgE是指能与某种过敏原特异性结合的IgE。检测时是利用人工合成或纯化特异的变应原去检测相应的IgE抗体。常用的方法是放射免疫吸附试验和免疫印迹法。

1.放射免疫吸附试验

将纯化的变应原吸附于固相载体上，加入待测血清及参考标准品，再与用放射性核素标记的抗IgE抗体反应，最后测定固相载体的放射活性。利用标准曲线可得出待测血清中变应原特异IgE的含量。

2.免疫印迹测定法

试验原理是将多种特异性变应原提取物包被在醋酸纤维膜条（NC）固相载体上，与待测样本进行反应。样本中含有的IgE类特异性抗体与变应原结合，再与酶标记的单克隆抗人IgE抗体结合后，即可出现肉眼可见的颜色，以此和标准膜条比较，确定变应原种类。免疫印迹法操作简单，能一次性测定多种变应原的特异性IgE，故临床已普遍使用此法。

（三）临床意义

1.血清总IgE

血清总IgE升高常见于Ⅰ型超敏反应性疾病。如过敏性哮喘、过敏性鼻炎、湿疹等IgE含量与病情发作及缓解呈平行关系。部分非超敏反应性疾病IgE水平也可升高，如寄生虫感染、胸腺发育不良病、骨髓瘤、高IgE综合征等。免疫功能缺陷者可能测不出IgE。

2.特异性IgE

特异性IgE的增高对Ⅰ型超敏反应疾病的诊断有重要价值。放射免疫吸附试验检测成本费较高、有放射性核素污染、需要特殊检测设备，而免疫印迹测定法无污染、无需特殊设备、操作简单、能一次性确定多种变应原，目前在国内已广泛应用。特异性IgE的检测常用于：

（1）老年人、婴幼儿、孕妇、皮肤病患者，对变应原有严重过敏史或正服用抗过敏药物以及重病者。

（2）皮试结果难以肯定，须进一步提供诊断依据者。

（3）观察脱敏治疗效果等。

三、抗血细胞抗体的检测

机体产生的抗血细胞抗体与血细胞结合后，可致血细胞破坏，临床引起贫血、粒细胞减少、血小板减少等。对不同的血细胞抗体、检测方法基本类同，如上述不同血细胞抗体的检测均可用Coombs直接或间接试验。

（一）抗球蛋白检测

1945年Coombs等将人球蛋白注入异种动物体内诱导产生抗球蛋白血清（antiglobulin test，AGS）。将AGS加入致敏红细胞（结合不完全抗体的红细胞）悬液中，出现肉眼可见的凝集现象，称为抗球蛋白试验或称Coombs试验。该实验是检测不完全抗体的方法。可分为直接法和间接法两种。

1.直接Coombs试验

直接Coombs试验是将AGS直接加到患者的红细胞悬液中，可使在体内结合有不完全抗体的红细胞出现凝集现象。可用玻片法定性测定，也可用试管法做半定量分析。本试验操作简单、敏感性高，是一种检查结合到红细胞上不完全抗体的重要方法，但对试验条件要求较高，如血液标本需要当天检测，红细胞必须经过充分洗涤等。本法常用于新生儿溶血病、红细胞血型不合引起的输血反应、自身免疫性溶血症、特发性自身免疫性贫血和医源性溶血性疾病等的检测。

2.间接Coombs试验

间接Coombs试验是用已知抗原的红细胞测定受检者血清中相应的不完全抗体，或用已知抗血清测定受检红细胞上相应抗原。将受检血清与具有相应抗原的红细胞反应，若受检血清中含有相应不完全抗体，红细胞被致敏，再加入AGS即可出现肉眼可见的凝集现象。本试验是一种极为敏感的检查不完全抗体的方法，也是RhD抗体检出的确证试验。此试验多用于检测母体D抗体，以便及早发现和避免新生儿溶血病的发生，也可对红细胞不相容的输血所产生的血型抗体进行检测。

（二）临床意义

汉族人中Rh阴性者极少，约为0.34%。当Rh阴性的个体接受了D抗原的刺激后，可产生D抗体，若该个体再次接收D抗原阳性血液即可发生溶血反应。故ABO血型一致的贫血患者输血中，如贫血现象始终得不到缓解或原无溶血，但输血后出现溶血；或在原有溶血的基础上溶血有所加重等，均应检测患者血清中有无D抗体。如D抗体阳性，应改输与ABO血型一致的Rh阴性血。

为及早发现胎儿有胎内溶血，应尽早对孕妇Rh血型进行监测。一般妊娠16周应做首次D抗体检测，如结果为阴性则每6~8周复查一次。如结果为阳性，则第20周重复检测，以后每隔2~4周复查一次，直至分娩。D抗体滴度≥1∶16或1∶32时，胎儿很可能发生水肿。D抗体超过1∶64即采取措施，如孕妇血浆交换术等。

四、循环免疫复合物的检测

Ⅲ型超敏反应性疾病的免疫学检验主要是检测免疫复合物。免疫复合物的检测包括循环免疫复合物（circulating immune complex，CIC）和组织固定免疫复合物的检测。CIC检测技术可分为抗原特异性方法和抗原非特异性方法。在大多数情况下，免疫复合物中的抗原性质不太清楚或非常复杂，目前尚未建立常规、实用的特异性CIC检测方法。

（一）抗原非特异性循环免疫复合物检测

抗原非特异性循环免疫复合物的检测仅是检测血清中循环免疫复合物，其检测的方法种类较多，大致可分为物理法、补体法、抗球蛋白和细胞法。

1.物理化学技术

根据免疫复合物的理化性质而设计的理化技术。基本方法有PEG沉淀法、冷沉淀法、选择性超滤法、超速离心法等。其中最常用的是PEG沉淀法，该方法简单易行，但灵敏度低、特异性差、影响因素多。

PEG是一种无电荷的直链大分子多糖，可非特异性沉淀蛋白质。且PEG 6000对蛋白沉淀有良好的选择性，其沉淀免疫复合物的机制可能是使免疫复合物自液相中空间排斥而析出；此外，PEG还可控制循环免疫复合物解离，促进循环复合物进一步聚合成更大的凝聚物而被沉淀。将沉淀物充分洗涤，溶解于0.01mol/L的NaOH中，在波长280nm下测量溶液的吸光度；或利用散射比浊法直接测定PEG沉淀的复合物；以不同浓度的热聚合IgG作为参考标准来计算免疫复合物的含量。

2.补体相关测定法

抗体（IgG、IgM）与抗原结合后，补体结合位点（C_H2区）暴露，可以固定C1q并激活补体的系列反应，这是利用补体有关技术检测免疫复合物的基础。

（1）固相C1q结合试验：将C1q吸附于固相载体表面，加入经56℃加热30分钟处理过的待检血清。待检血清中免疫复合物与C1q结合，再加入放射性核素标记或酶标记的抗人IgG，最后检测其放射活性或酶活性。该试验敏感度高，可达0.1mg/LHAHG，且重复性好，但C1q制品不易精制而且纯度不稳定，使结果稳定性受影响。

（2）抗补体试验：将抗C_3抗体包被固相载体，加入待检血清，通过C_3介导循环免疫复合物与固相抗C_3连接，再用酶标记的抗人IgG抗体检测复合物中的IgG，根据酶催化底物显色情况判断免疫复合物的含量。抗补体试验敏感性高，达0.1mg/LHAHG，重复性好，操作比固相C1q结合试验简单。为保证试验结果准确，待测血清应尽量去除游离补体。

3.抗球蛋白测定法

该法利用类风湿因子（RF）与变性IgG、热聚合IgG、免疫复合物具有较强亲和力的特性。将单克隆RF（mRF）吸附于固相载体上，加入血清标本，如血清中含有免疫复合物，则二者结合，再加入放射性核素标记的可溶性热聚合IgG。由于固相mRF已与免疫复合物结合，热聚合IgG与mRF的结合被抑制。因此，固相载体的放射活性与免疫复合物的含量成负相关。

4.细胞技术测定法

细胞技术测定法即Raji细胞法，Raji细胞是从Burkitt淋巴瘤患者血液中分离建立的B细胞株，其表面有大量C1q、C3b和C3d受体，能吸附已结合补体的循环免疫复合物。将待测血清与Raji细胞反应，再与放射性核素标记的抗人IgG反应，最后测定沉淀细胞的放射活性。以热聚合IgG为参考标准，得出待测血清中免疫复合物的含量。

免疫复合物检测方法较多，原理各不相同，结果也不一样。目前还没有一个被公认是简便、敏感并能检测各种大小免疫复合物最好的办法。因此，最好同时联合采用多种方法进行检测，以提高阳性检出率。

（二）循环免疫复合物检测方法评价及应用

理想的检测循环免疫复合物（CIC）的方法应敏感度高、重复性好、操作简便可行，同时还应有相对特异性，能检出各种类型和大小的免疫复合物。但在实际工作中多数方法易受到非特异性干扰，可控性弱，重复性差；正常参考值范围大，并且各种方法之间缺乏良好的可比性与相关性；检测范围相对局限等不足。此外，以HAHG为标准品绘制标准曲线定量免疫复合物代表性有限，易出现试验偏差，需要理想的标准品用于定量试验。

除了方法学本身因素，免疫复合物形成的复杂性也是重要原因。免疫复合物总量的变化常在自身免疫性疾病病程中连续动态观察到。如在生理状态下，免疫复合物是由各种抗原与相应抗体所构成的，维持动态平衡；在病理状态下，往往是单一种类的免疫复合物增高，而此种单一成分增高发展到足以影响复合物的总体水平情况下才能被检出。因此，欲提高免疫复合物对诊断的敏感性，除需方法本身稳定、可靠外，还需结合基础研究，明晰免疫复合物的形成过程。

现阶段已经明确系统性红斑狼疮、类风湿性关节炎、部分肾小球肾炎和血管炎等疾病为免疫复合物病，CIC检测对这些疾病仍是一种辅助诊断指标，对判断疾病活动和治疗效果也有一定意义。

（三）沉积于组织中的循环免疫复合物检测

确定免疫复合物的直接证据是在病变部位查到固定的免疫复合物沉积。对于一些自身免疫病和免疫复合物病如SLE、肾小球肾炎等，组织沉积免疫复合物的检出对疾病的诊断和发病机制的研究都比CIC的检出更有意义。

组织固定免疫复合物的检出可利用免疫组织化学技术，受累组织的成分、构型和特定的部位可为疾病的严重程度和预后提供证据。如膜性肾小球肾炎，如有连续性、颗粒性上皮细胞下的IgG沉积，则表示预后不良。

五、药物过敏筛选试验

药物引起的超敏反应通常在初次用药后经过一段时间发生或者再次用药短时间内发生，具有明显的个体差异。基于效应细胞释放介质的能力在超敏反应中的重要性，目前药物超敏反应研究的切入点是以组胺为代表的介质释放检测。嗜碱性粒细胞在超敏反应机制上与肥大细胞有许多共同点，且易于获得；同时，嗜碱性粒细胞在体外对变应原的敏感性和机体反应的严重性成平行关系。因此，可以通过变应原刺激剂刺激后检测嗜碱性粒细胞释放组胺含量进行药物过敏筛选试验。

（一）嗜碱性粒细胞组胺释放试验

嗜碱性粒细胞组胺释放试验（basophil histamine release test，BHRT）是制备纯化、洗涤后的嗜碱性粒细胞悬液，通过变应原刺激测定组胺含量反映嗜碱性粒细胞的释放能力。组胺含量可以通过荧光分光光度法、放射免疫分析法及酶免疫分析法测定。BHRT的结果可以从细胞释放一定量的组胺所需的变应原浓度，或细胞在一定浓度变应原作用下释放一定量的组胺量来表达。实验灵敏度高、结果可靠、与其他过敏试验相关性好，但嗜碱性粒细胞的纯化和组胺测定价格较高，限制了其应用。

（二）嗜碱性粒细胞脱颗粒试验

人嗜碱性粒细胞脱颗粒试验（human basophil degranulation test，HBDT）是指嗜碱性粒细胞内含有大量的嗜碱性颗粒，可被碱性染料阿新利蓝染成蓝色，易于辨认和计数。当加入过敏原或抗IgE抗体后，与结合在嗜碱性粒细胞表面的IgE结合，受体交联，细胞质内颗粒脱出，细胞不再着色。根据染色细胞数的减少程度可判断脱颗粒的情况。目前主要采用试管法，用血细胞计数板计数九大格内嗜碱性粒细胞数，与对照组（不加过敏原浸液）比较，碱性粒细胞减少30%以上时为阳性。该方法操作方便、重复性好，适于普及。该试验与RAST和皮肤试验的符合率很高，可用于寻找过敏原及判定脱敏治疗的疗效。

检测时患者抗过敏药物需停48小时以上，糖皮质激素应停药2周。目前针对特征性膜分子的流式细胞仪项目进行自动检测，有利于大规模开展，也减少了人为误差。此外，针对药物产生的特异性抗体sIgE的体内外检测试验，也有助于药物过敏的筛选。

第二节　自身免疫性疾病及检验

一、概述

（一）基本知识

正常情况下，机体能识别"自我"，对自身的组织细胞成分不产生免疫应答或仅产生微弱的免疫应答，这种现象称为自身免疫耐受。自身免疫耐受是维持机体免疫平衡的重要因素。在某些情况下，自身耐受遭到破坏，机体免疫系统对自身成分发生免疫应答，这种现象称为自身免疫。微弱的自身免疫是生理性的，并不引起机体的病理损伤，在健康人血清中存在多种微量的自身抗体或致敏淋巴细胞，它们可协助清除衰老蜕变的自身成分，维持机体内环境稳定。这种生理性的自身免疫现象随着年龄增长变得更加明显。

自身免疫性疾病（autoimmune disease，AID）又称自身免疫病，是指由于过强而持续的自身免疫反应导致组织、器官损伤并引起相应器官病理变化或临床症状的一类疾病。自身免疫病约有30多种，大多为原发性，少数为继发性。前者与遗传因素密切相关，预后多数不良，常呈慢性迁延；后者与用药、外伤、感染等有关，预后较好。

（二）自身免疫病的分类

目前自身免疫病尚无统一的分类标准，按病因清楚与否可分为原发性自身免疫病和继发性自身免疫病，按自身抗原的分布范围进行分类可分为器官特异性自身免疫病和非器官特异性自身免疫病两大类。桥本甲状腺炎、Addison病、Graves病、自身免疫性萎缩性胃炎、溃疡性结肠炎、重症肌无力、交感性眼炎、胰岛素抵抗型糖尿病、原发性胆汁性肝硬化等属于器官特异性自身免疫病，其自身抗原为某一器官的特定成分，病变常局限于该器官，可检出针对该器官组织成分特异性自身抗体。类风湿关节炎、系统性红斑狼疮、干燥综合征、混合性结缔组织病、多发性肌炎、自身免疫性溶血性贫血、特发性血小板减少性紫癜、特发性白细胞减少症、硬皮病等属于非器官特异性自身免疫病，又称全身性或系统性自身免疫病，其自身抗原不具有器官特异性，是多个组织器官的共有成分，可检出对多种器官组织成分的自身抗体。一般来说，器官特异性自身免疫病预后较好，而非器官特异性自身免疫病病变广泛，预后往往不良。这种分类并不十分严格，因为在血清检查中经常出现两者的交叉重叠现象。

（三）自身免疫病的基本特征

不同自身免疫性疾病均有各自独特的临床表现和诊断标准，但都有下列共同特征。

（1）多数病因不明，并且具有遗传倾向性。

（2）患者体内可检出高滴度自身抗体和（或）出现自身致敏T淋巴细胞。

（3）发病率女性高于男性，并且随年龄增加发病率有所增加。

（4）多数是自发性或特发性的，药物、感染等外因可有一定影响。

（5）一般病程较长，除少数有自限性外，多呈反复发作和慢性迁延。病情转归与自身免疫应答强度密切相关。

（6）免疫抑制剂治疗多可取得较好的效果，但不能根治。

（7）患病器官的病理特征为免疫炎症，并且损伤范围与自身抗体或自身致敏T淋巴细胞所针对的抗原分布相对应。

（8）在某些实验动物中可复制出与自身免疫病相似的动物病理模型，并能通过血清或致敏淋巴细胞被动转移。

二、自身免疫病的发病机制

多数自身免疫病的发病机制尚不清楚。但不论何种原因使机体的自身耐受被打破，产生了针对自身抗原的自身抗体或致敏淋巴细胞时，都可能导致免疫炎症，使机体发生组织损伤或功能异常。

（一）自身抗原的形成

病理性自身抗体出现的主要诱因包括隐蔽抗原的释放、自身抗原的改变及分子模拟。

1.自身抗原的改变

某些物理、化学和生物因素可影响自身组织抗原的性质，自身组织细胞的抗原决定簇可以发生改变，或外源性分子与组织的抗原结合成为复合抗原，从而诱导自身免疫应答，产生自身抗体或致敏淋巴细胞，导致自身免疫病。例如，多种药物可改变血细胞的免疫原性，引起自身免疫性溶血性贫血和白细胞减少症等自身免疫病。变性的自身IgG可刺激机体产生抗变性IgG的抗体，两者结合形成的免疫复合物可导致类风湿关节炎。

2.隐蔽抗原的释放

正常情况下，隐蔽抗原终身不与免疫系统接触。在外伤、感染、手术等情况下，隐蔽抗原释放，与免疫活性细胞接触便能诱导相应的自身免疫应答，导致自身免疫病的发生。例如，脑脊髓和神经髓鞘蛋白抗原释放可引起脱髓鞘脑脊髓炎和外周神经炎；精子抗原释放可引起男性不育；眼晶状体蛋白和眼葡萄膜色素抗原释放，可引起晶状体过敏性眼炎和交感性眼炎等。

3.分子模拟

某些病原生物具有与人体正常组织成分相似的抗原表位，这些抗原进入人体后诱发的免疫应答可以针对相应的组织发生交叉反应，引起自身免疫病。例如，大肠埃希菌O$_{14}$型和结肠黏膜有共同抗原表位，可引发溃疡性结肠炎；A型溶血性链球菌与人的肾小球基底膜和心肌内膜具有共同抗原表位，可引起急性肾小球肾炎和风湿性心脏病。

（二）免疫细胞和免疫调节异常

1.MHC–Ⅱ类抗原的异常表达

大多数组织器官通常只表达MHC–Ⅰ类抗原，而不表达MHC–Ⅱ类抗原。在IFN–γ等因素的作用下，组织细胞表面可异常表达MHC–Ⅱ类抗原，将自身抗原提呈给Th细胞，从而启动自身免疫应答，导致自身免疫病。已发现糖尿病患者的β细胞表面和原发性胆汁性肝硬化患者的胆管上皮均表达MHC–Ⅱ类抗原。

2.Th细胞的异常

Th1和Th2细胞比例失调和功能失衡可以诱发自身免疫病。Th1细胞功能亢进可促进某些器官特异性自身免疫病的发生，如胰岛素依赖性糖尿病。Th2细胞功能亢进则可促进抗体介导的全身性自身免疫病的发生，如系统性红斑狼疮。

3.多克隆激活

人体对自身抗原的免疫耐受是由于T细胞处于耐受状态所致，B细胞仍然保持着对自身抗原的免疫应答性。多克隆刺激剂和超抗原可激活处于耐受状态的T细胞，辅助激活自身反应性B细胞产生自身抗体，引发自身免疫病。

4.中枢免疫器官功能异常

自身反应性淋巴细胞克隆在胸腺或骨髓内分化成熟过程中，识别基质细胞所提呈的自身抗原肽-MHC复合物后发生凋亡，此即阴性选择。由于胸腺或骨髓功能障碍，某些自身反应性淋巴细胞克隆可逃避阴性选择，进入外周血即可对相应自身抗原产生应答，引起自身免疫病。

（三）遗传因素

临床研究发现自身免疫病的发生与个体的MHC基因型密切相关。不同基因型的MHC分子结合提呈抗原的类别不同。有些个体的MHC分子适合提呈某些自身抗原肽，因此易患某些自身免疫病，例如强直性脊髓炎患者中90%以上为HLA-B27型，HLA-DR4与类风湿关节炎有关。

（四）生理因素

据研究，随着年龄的增长，自身免疫病的发病率呈上升趋势；由于性激素的作用，女性发病率明显高于男性。

（五）环境因素

自身免疫病的发生与环境（如日晒、潮湿、寒冷等）可能有关。如SLE患者皮肤若暴露于紫外线，可使机体自身的DNA成为靶抗原诱发自身免疫应答。

（六）自身免疫病的病理损伤机制

自身免疫病是由自身抗体或致敏淋巴细胞引起的针对自身抗原的超敏反应性疾病。其自身组织损伤的机制类似于Ⅱ型、Ⅲ型、Ⅳ型超敏反应。

1.自身抗体的作用可通过Ⅱ型超敏反应导致自身细胞的破坏

（1）自身抗体识别并结合血细胞表面的抗原后，激活补体系统，导致红细胞破坏。

（2）自身抗体识别和包被的血细胞在脾脏由表达Fc受体的巨噬细胞吞噬清除。此类自身免疫病有药物引起的溶血性贫血、中性粒细胞减少症、自身免疫性血小板减少性紫癜、Rh溶血症等。

（3）有些抗细胞表面受体抗体具有模拟配体的作用，如Graves病患者血清中的抗促甲状腺激素受体的自身抗体，该抗体与促甲状腺激素受体结合，活化受体并促进甲状腺细胞分泌过量的甲状腺激素，导致甲状腺功能亢进。另有一些抗细胞表面受体抗体具有破坏性作用，如重症肌无力患者体内存在的抗神经-肌肉接头部位乙酰胆碱受体的抗体，该抗体可结合到乙酰胆碱受体上，促进补体的激活，引起运动终板的破坏，使神经-肌肉之间的信号传导发生障碍，导致骨骼肌运动无力。

2.免疫复合物通过Ⅲ型超敏反应引起组织损伤

自身抗体与可溶性自身抗原结合形成免疫复合物，随血流抵达血管壁、肾小球等组织部位并沉积下来，干扰相应器官的正常生理功能，并可通过激活补体，促进炎性细胞浸润，造成组织损伤。如系统性红斑狼疮患者体内的抗核抗体与细胞核不同成分结合，形成大量免疫复合物，沉积于肾小球、关节、皮肤和其他多种器官的小血管壁，进而引起肾小球肾炎、关节炎、皮肤红斑及多部位的血管炎。

3.自身反应性T细胞通过Ⅳ型超敏反应引起组织损伤

针对自身抗原发生免疫应答的T细胞可引起组织损伤，其机制为Ⅳ型超敏反应。如胰岛素依赖性糖尿病患者体内CD_8^+T细胞可浸润胰岛组织，特异性杀伤胰岛β细胞；CD_4^+T细胞可通过辅助CTL及释放TNF-β或促进炎性细胞聚集和激活的细胞因子，直接或间接造成组织损伤。

4.巨噬细胞和NK细胞的作用

巨噬细胞在自身免疫病的组织损伤中也起重要作用。被细胞因子激活后，巨噬细胞就具有细胞毒作用。此外，巨噬细胞还可以通过释放溶酶体酶和TNF-β造成组织损伤。NK细胞通过ADCC效应造成组织损伤。

三、自身免疫病检验

（一）自身抗体检测

1.抗核抗体

抗核抗体（antinuclear antibody，ANA）是泛指针对自身真核细胞核成分的一类自身抗体的总称。ANA的性质主要是IgG，也有IgM、IgA、IgD和IgE，无器官和种属特异性，因此该类抗体可与不同动物来源的细胞核发生反应。ANA主要存在于血清中，也可存在于胸腔积液、关节滑膜液和尿液等其他体液中。

ANA在未治疗的活动性SLE患者中的效价较高，在多数其他自身免疫病中均可呈阳性，如干燥综合征（SS）、RA、混合性结缔组织病（MCTD）、硬皮病、慢性活动性肝炎，健康老年人也可有低效价的ANA。ANA阳性并不一定患有自身免疫病。由于细胞核成分的复杂性，不同核成分的抗原性存在差异，因此可产生多种类型的ANA，在众多类型中，个别针对某一特定核成分的抗体只在某种疾病中出现，可作为诊断该疾病的血清标志性抗体。各种ANA在不同的自身免疫病中出现不同组合，可形成各种疾病的特征性抗体谱。目前已知的ANA超过100种，检测时先进行总ANA的筛查，阳性者再进一步检测个别ANA，对明确诊断、临床分型、病情观测、疗效评估及预后具有重要意义。

按照细胞内分子理化特性与抗原存在部位不同可将ANA分成4类，即DNA抗体、抗组蛋白抗体、抗非组蛋白抗体和抗核仁抗体，每一类又因抗原特性不同再分为许多亚类。在临床应用中ANA通常按以下3种方式来命名：根据抗原的化学名称命名，如抗双链DNA、抗RNP、抗DNP抗体；以相关疾病命名，如抗SSA、抗SSB抗体；以第一位检出该抗体的患者命名，如抗Sm、抗Ro、抗La抗体。

（1）检测方法：ANA通常采用间接免疫荧光法（IIF）检查，IIF检测在过去最常用小鼠肝细胞印片作为抗原，目前最常用的是核质丰富的人喉癌上皮细胞（HEp-2）作为抗原。人工培养的HEp-2细胞作为抗原固定于载玻片上，与待测血清反应，血清ANA与核抗原结合形成抗原-抗体复合物，然后再加入荧光标记的抗人IgG。反应后，标记抗体与抗原-抗体复合物结合形成标记抗体-抗原-抗体复合物，在荧光显微镜下可观察到抗原片上ANA荧光着色情况，判断荧光核型。

（2）常见的ANA荧光特点及临床意义

①均质型：整个细胞核呈一片模糊而均匀的荧光，有些核仁部位不着色，分裂期细胞染色体可被染色出现荧光。与均质型相关的自身抗体主要有抗组蛋白抗体、抗不溶性DNP，抗双链DNA抗体也可产生均质性。高效价均质型ANA主要见于SLE患者，低效价均质型ANA可见于RA、慢性肝脏疾病、药物诱发的狼疮或传染性单核细胞增多症。

②斑点型：细胞核内荧光呈颗粒状，分裂期细胞染色体无荧光显色。与斑点型相关的自身抗体涉及抗核糖体核蛋白颗粒抗体，如抗Sm、抗SSB/La、抗Scl-70等抗体。高效价的斑点型ANA常见于混合性结缔组织病（MCTD），同时也见于SLE、PSS、SS等自身免疫病。

③周边型：又称核膜型，荧光着色主要显示在细胞核的周边形成明显的荧光环，或在均一的荧光背景上核周边荧光增强；分裂期细胞染色体出现荧光着色。相关抗体主要是抗双链DNA抗体。高效价的周边型ANA几乎仅见于SLE，特别是活动性SLE，其他自身免疫病很少见周边型，因此有助于SLE的诊断。

④核仁型：荧光着色主要在核仁区，分裂期细胞染色体不出现荧光着色。相关抗体主要是抗核仁特异的低分子量RNA、抗RNA聚合酶1、抗PM-Scl、抗U3RNP。核仁型ANA在硬皮病中出现率最高，尤其是高效价核仁型ANA对诊断硬皮病具有一定特异性，但核仁型ANA也见于雷诺现象者，偶尔也出现于SLE。

2.类风湿因子

RF最初在类风湿关节炎（RA）患者血清中发现。RA患者体内有产生RF的B细胞克隆，在自身变性IgG或EB病毒的直接作用下可大量分泌RF。RF主要为IgM，也有IgG和IgA。它与天然IgG结合的能力较差，易与人和动物的变性IgG或免疫复合物中的IgG结合。RF与体内变性的IgG结合形成免疫复合物后可活化补体，或被吞噬细胞吞噬。由吞噬细胞释放的溶酶体酶、活化肽、胶原酶、前列腺素E_2等物质，在细胞因子和炎性黏附分子的参与下，致组织炎性损伤，可使患者发生骨关节炎及血管炎。常见的RF有IgM、IgG、IgA、IgE型，IgM型RF是最主要的类型，也是临床免疫检验中常规方法测定的类型。

（1）检测方法

①胶乳凝集试验变性IgG吸附于聚苯乙烯胶乳颗粒上作为检测试剂，这种致敏胶乳与待测血清中的RF相遇时，即发生肉眼可见的凝集，此称胶乳凝集试验。此法只能定性或以效价半定量，其特异性和灵敏度均不高，且只能检出血清中的IgM型RF。

②速率散射比浊法：能对RF进行准确、快速的定量分析，结果的准确性和敏感性均高于胶乳凝集试验，目前临床实验室已逐渐用此法替代胶乳凝集法，但仍只能检测IgM型的RF。

③ELISA法：可测定不同Ig类型的RF，其以热凝集变性的IgG作为抗原包被聚苯乙烯反应板的微孔，与待测样品中RF结合，然后分别加入有酶标记的抗人IgG、IgA、IgM抗体与之反应，在加入底物后即可显色。此法可根据酶标记抗体的特异性不同而测定不同Ig类型的RF。

（2）临床意义：RF在RA患者中的阳性检出率高达79.6%，是RA患者血清中常见的自身抗体。高效价RF有助于早期RA的诊断。在RA患者，RF的效价与患者的临床表现严重程度成正相关，即效价随症状加重而升高。但RF并不是仅在RA患者中出现，在SLE、进行性全身性硬化症等自身免疫病患者和部分健康老年人中RF的阳性率可达28.9%～50%。由于RF对RA患者并不具有严格特异性，因而RF阳性不能作为诊断RA的唯一标准。

IgM型RF在RA患者血清中效价大于80U/mL并伴有严重关节功能障碍时，患者通常预后不良。在RA患者血清或滑膜液中IgG型RF的出现与患者的血管炎、滑膜炎和关节的症状密切相关，此类RF常伴随高效价的IgM型RF的存在。RF阴性不能排除RA的可能性，部分RA患者血清可一直呈RF阴性，这类患者关节滑膜炎较轻，很少发展为关节外的类风湿疾病。

3.抗ENA抗体

可提取性核抗原（extractable nuclear antigen，ENA）是用盐水或磷酸盐缓冲液从细胞核中提取的核抗原的总称。ENA属非组蛋白的核蛋白，是酸性蛋白抗原，由100～215个核苷酸组成的RNA与各自对应的特定蛋白质组成核糖核蛋白颗粒，该组合使两者的抗原性都得以增强，分子中不含DNA。ENA抗原主要包括Sm、U1RNP、SSA、SSB、Jo-1、Scl-70等抗原，这些抗原除有各自的抗原特异性外，还可因分子量大小不同而在电泳后被分成多个条带。不同的自身免疫病可检出不同的抗ENA抗体。根据抗ENA抗体分子量及抗原特性不同，可用不同的免疫方法对这些自身抗体进行检测。不同的抗ENA抗体在各种自身免疫病中的阳性率有明显差异，有的具有很高的特异性。对其进一步检测，在辅助诊断和鉴别诊断自身免疫病方面有重要的临床意义。

（1）检测方法：检测抗ENA抗体谱的方法较多，早期常用的方法有双向免疫扩散、对流免疫电泳，但敏感度和特异性较低。目前临床检测常用的方法有免疫印迹技术（immunoblotting technique，IBT）和斑点酶免疫技术。免疫印迹技术属于膜载体酶免疫技术，以吸附有抗原的硝酸纤维膜作为固相载体。基本过程是将小牛或兔胸腺提取的ENA抗原进行SDS-PAGE电泳，按分子量大小分离成不同区带，经参照对应分子量标准物质估计每一抗原区带的分子量。然后将各抗原区带转印至硝酸纤维膜上，制成吸附有抗原的载体膜。将待检血清加到已切成细条的硝酸纤维膜上，待检血清中的抗ENA抗体分别与硝酸纤维膜上的相应抗原结合，当再加入酶标记抗人IgG抗体后形成抗原-抗体-酶标记抗体复合物，加入酶的底物后出现显色反应，有抗ENA抗体与膜上抗原结合的位置，会因酶促反应而显色。参照此时抗原区带的分子量及各区带的相对位置，可辨读出各特异性抗ENA抗体。该法已有规范生产的试剂盒及相应的自动化仪器，从而保证了检测质量。由于免疫印迹法不需纯化的单一抗原，并可在同一载体上做多项抗原分析，灵敏度高、特异性强、操作简便，是目前各临床实验室广泛采用的检测抗ENA抗体谱的方法。

（2）抗ENA抗体的临床意义

①抗Sm抗体：以患者名字（Smith）命名。抗Sm抗体仅发现于SLE患者中，

是SLE的血清标志抗体。约30%的SLE患者抗Sm抗体阳性，但此抗体阴性不能排除SLE的诊断。相对抗双链DNA抗体而言，抗Sm抗体水平与SLE的活动性和临床表现均不相关，治疗后的SLE患者也可存在抗Sm抗体阳性。抗Sm抗体的检测对早期、不典型的SLE或经治疗缓解后的回顾性诊断具有很大帮助。

②抗核RNP抗体：以抗核内的核糖核蛋白而得名，由于其富含尿嘧啶，通常又把抗核RNP称之为U1RNP，是诊断MCTD的重要血清学依据，列入MCTD的诊断标准。其在MCTD患者的阳性检出率可高达95%，在疾病的活动期和缓解期均可检出高效价的抗RNP抗体。抗核RNP抗体无疾病特异性，在其他自身免疫性疾病中阳性检出率分别为：SLE30% ~ 40%，SS20%，PSS10% ~ 15%，DM/PM10%，偶尔也可见于RA，不过效价均较MCTD患者低。由于Sm和RNP是同一分子复合物（RNA-蛋白质颗粒）中的不同抗原位点，两种抗原具有相关性，故抗核RNP抗体阳性常伴有抗Sm抗体阳性，单一的抗核RNP抗体或抗Sm抗体阳性较少见。

③抗SSA/Ro抗体和抗SSB/La抗体：由于这两个抗体是SS患者最常见的自身抗体，故取名SSA、SSB。其在SS患者血清中的阳性率分别是70% ~ 80%和40%。但抗SSB/La抗体的特异性高于抗SSA/Ro抗体，可达50% ~ 60%。同时检测这两个抗体可提高对SS的诊断率。部分SLE患者抗SSA/Ro抗体和抗SSB/La抗体的阳性率分别为35%和15%左右。约60%的亚急性红斑狼疮（SCLE）患者、新生儿狼疮患者和补体缺陷的SLE患者可出现抗SSA/Ro抗体阳性。抗SSA抗体可通过胎盘进入胎儿，引起新生儿狼疮综合征，出现典型的SLE皮损和不完全性心脏传导阻滞。因为抗SSA/Ro抗体与其抗原形成的免疫复合物，更容易沉积在肾脏和血管壁，造成肾脏及血管炎症，所以单独出现抗SSA/Ro抗体阳性的SLE患者，其肾脏及血管炎症的发生率较单独出现抗SSB/La抗体阳性的SLE患者高。

④Jo-1抗体：以患者名字John而得名。该抗体在多发性肌炎（polymyositis，PM）中最常见，故又称为PM-1抗体。抗Jo-1抗体在PM的阳性检出率可达40% ~ 50%，在PM/DM患者的阳性检出率为25%，伴肺间质纤维化的PM/DM患者抗Jo-1抗体阳性率可达60%，单独皮肌炎中的检出率低于10%，在其他自身免疫病中抗Jo-1抗体为阴性，因而抗Jo-1抗体对诊断PM具有特异性。PM与硬皮病重叠的患者，抗Jo-1抗体的阳性率可高达85%，PSS/PM患者中为25%。

⑤抗Scl-70抗体：由于该抗体几乎仅在进行性系统性硬皮病（progressive

systemic sclerosis，PSS）患者中检出，且其抗原分子量为70kD而得名。该抗体是PSS的特征性抗体。系统性硬皮病患者的阳性检出率为20%～40%，在PSS的阳性检出率为40%～60%。而其他自身免疫病患者极少有阳性检出，正常人均为阴性。

4.抗中性粒细胞胞浆抗体

抗中性粒细胞胞浆抗体（antineutrophil cytoplasmic antibodies，ANCA）是指以人中性粒细胞胞浆成分为靶抗原，与临床多种小血管炎性疾病密切相关的自身抗体，是系统性血管炎的血清标志性抗体。该组抗体可表达为IgG、IgM或IgA，该抗体对血管炎的诊断、分类及预后具有较为重要的意义。ANCA可分为三型：胞浆型ANCA（cANCA）、核周型ANCA（pANCA）和非典型ANCA（aANCA）。cANCA的主要靶抗原是蛋白酶3（proteinase3，PR3），PR3是中性粒细胞嗜天青颗粒中的丝氨酸蛋白酶，能水解Ⅳ型胶原纤维、弹性蛋白酶等多种组织成分。pANCA的主要靶抗原是髓过氧化物酶，是中性粒细胞嗜天青颗粒中的主要成分之一。

5.抗心磷脂抗体

抗磷脂抗体（anti-phospholipid antibody，APLA）是指针对一组含有磷脂结构抗原物质发生反应的自身抗体，主要包括抗心磷脂抗体（anti-cardiolipin antibody，ACLA），抗磷脂酰丝氨酸抗体（anti-phosphtidyl serine antibody）和抗磷脂酸抗体（anti-phospholipid acid antibody，APAA）等。抗磷脂抗体可与血小板或内皮细胞膜上的磷脂结合，破坏细胞的结构和功能，使前列环素的释放减少、血小板黏附凝集功能增强，是引起血栓形成的重要因素。APLA与红细胞结合，激活补体系统，可致红细胞膜破裂发生自身免疫性溶血性贫血。APLA可分为IgG、IgM、IgA三型，其中以IgG型最为常见，其次是IgM型，IgA型APLA与自身免疫病的关系不大。ACLA是APL抗体中最具代表性的一种，因ACLA的特异性最强，与各种疾病关系的研究也最多。ACLA与自身免疫病和抗磷脂综合征的关系均较密切。

6.其他自身抗体

其他常见的自身抗体还有抗平滑肌抗体、抗角蛋白抗体、抗乙酰胆碱受体抗体、抗骨骼肌抗体、抗胰岛细胞抗体等。

（二）细胞检查

1.淋巴细胞检测

部分自身免疫病并不存在相关的自身抗体，其发病与致敏淋巴细胞密切相关，还可能与免疫调节异常或其他因素有关。检测这些相关因素，对自身免疫病的临床诊断有一定的参考价值。

（1）特异性致敏淋巴细胞：溃疡性结肠炎、外周神经炎、实验性变态反应性脑脊髓炎等疾病的发生，可能与自身反应性致敏淋巴细胞有关。以器官特异性抗原作为诱导剂，通过淋巴细胞转化试验或吞噬细胞移动抑制试验等方法，来检测致敏淋巴细胞。此外，皮肤试验也能反映机体的致敏情况，但有诱导致敏性或诱发变态反应的危险。致敏淋巴细胞的检测结果，需结合临床或其他检查进行综合分析。

（2）淋巴细胞数量和比例：免疫缺陷病或免疫失调时易发生自身免疫病，故检测淋巴细胞数量和亚群比例有一定的临床价值。主要对淋巴细胞的总数、T细胞和B细胞分类与计数、CD_4^+/CD_8^+亚群比例等进行检测。

2.狼疮细胞试验

狼疮（LE）细胞为胞浆内含有大块状聚合DNA的中性粒细胞。狼疮患者血清中的抗核抗体，可诱导LE细胞的形成，因此被称为LE因子。若将LE患者血清与正常人的中性粒细胞一起培养，可诱使后者转变成LE细胞，此即狼疮细胞试验。

四、自身抗体检测试验选择的原则

（一）自身抗体检测的基本原则

通过免疫检验，可对自身免疫病进行辅助诊断及分析疾病进展，从而指导临床治疗。在选择免疫检验项目时并不是任何一例病例均需全面的检查，而是根据临床症状，有选择地检测相关自身抗体，切忌盲目地全面检测。一般以总抗核抗体作为筛查试验，因为在多数自身免疫病中，抗核抗体均可呈阳性，而其他针对特异性靶抗原成分的自身抗体应根据临床实际进行选择性检测，以进一步明确诊断。例如，对SLE可疑患者，应先进行ANA和抗双链DNA抗体的检测，当ANA和（或）抗双链DNA抗体阳性时，再行抗ENA抗体谱的检测，如抗Sm抗体和

（或）抗RNP抗体阳性，可实验室诊断为SLE。由此要求医学检验人员应具备一定的临床医学知识，能为临床诊断提出合理的咨询意见，为患者减轻经济负担。自身免疫病患者在治疗过程中，应动态观察原自身抗体有无转阴，同时应注意血清免疫球蛋白、补体量以及血沉的变化，以便及时了解病情变化。

（二）试验方法选择及结果确认

检测自身抗体，首选间接免疫荧光分析法作为筛选试验。绝大多数自身抗体针对的靶抗原是自身靶细胞的核成分或细胞膜、细胞质内物质，以组织细胞成分作为抗原基质，检测自身抗体与之结合后的免疫荧光定位分析是最客观的自身抗体检测手段。在多数情况下，只使用该方法就能为临床诊断提供足够的信息，不需要做进一步的检测。间接免疫荧光分析是检测自身抗体的经典试验。当需要对自身抗体作进一步的抗原特异性区分时，则可选择ELISA、Westernblot或对流免疫电泳及免疫双扩散法。对单一抗原成分进行区别检测时，目前最常用的是ELISA和Westernblot法，但其在进行包被时所用的抗原须是纯化抗原，才能保证测定的单一抗原结果的准确性和特异性。由于许多抗原纯化困难，因此许多自身抗体的确切抗原尚未明确，目前仅有一小部分HEp-2细胞能检测的自身抗体和少量抗原有纯化产品，能进一步做特异性检测。因此，不做间接免疫荧光分析法检测而只用酶免疫分析法、对流免疫电泳或免疫双扩散法检测自身抗体，结果会出现明显的试验误差，不符合自身抗体检测的原则。

第三节　肿瘤标志物检验

一、概述

肿瘤是严重危害人类健康的常见病、多发病，近几年我国癌症的发病率呈上升趋势，恶性肿瘤居城市人死因的首位。肿瘤是自身组织细胞的某些调控基因发生突变导致细胞恶性转化、异常增生，其发生是一个渐进式的过程。肿瘤可使机体的免疫功能、生化代谢等发生一系列改变，这些可作为临床实验室的诊断指标。目前临床上已广泛开展的对肿瘤标志物的检测，在肿瘤早期筛查、辅助诊断、病情监测和预后评估等方面都发挥着重要的作用。

（一）肿瘤抗原

肿瘤抗原是指细胞在癌变过程中新出现的或过度表达的抗原物质的总称。

1.根据肿瘤抗原的特异性分类

（1）肿瘤特异性抗原（tumor specific antigen，TSA）指肿瘤细胞特有而不存在于正常细胞的抗原，大多为突变基因的产物。目前，应用单克隆抗体已在人类黑色素瘤、结肠癌、乳腺癌等肿瘤细胞表面检测出TSA。

（2）肿瘤相关抗原（tumor associated antigen，TAA）指非肿瘤细胞所特有，正常细胞和其他组织上皮也存在的抗原，细胞癌变时含量明显增高。此类抗原只表现出量的变化而无严格的肿瘤特异性。

2.根据诱发肿瘤的病理因素分类

（1）理化因素诱发的肿瘤抗原：化学致癌物（如甲基胆蒽、氨基偶氮染料、二乙基亚硝胺）或物理因素（如紫外线、X射线、放射性粉尘等）均可导致正常基因发生突变、染色体断裂和异常重排，从而使细胞表达新抗原。此类抗原特异性强而免疫原性弱，常表现出明显的个体特异性。由于突变的肿瘤抗原间很少有交叉成分，故用免疫测定技术难以诊断此类肿瘤。大多数的人类肿瘤抗原不属于此类。

（2）病毒诱发的肿瘤抗原：某些肿瘤是由病毒引起的。如：EB病毒与B细胞淋巴瘤和鼻咽癌的发生有关；人乳头状瘤病毒与人宫颈癌的发生有关；乙型肝炎病毒和丙型肝炎病毒与原发性肝癌的发生有关；人嗜T淋巴细胞病毒1与成人T细胞白血病的发生有关。这类抗原又称为病毒相关的肿瘤抗原，有较强的免疫原性。

（3）自发性肿瘤抗原：迄今尚无明确诱因的肿瘤，大多数人类肿瘤属于此类。某些自发性肿瘤类似于理化因素诱发的肿瘤，具有各自独特的免疫原性，很少或几乎没有交叉反应；部分自发性肿瘤则类似于病毒诱发的肿瘤，具有共同的免疫原性。

（4）正常组织成分的异常表达。

①胚胎抗原：是胚胎发育阶段由胚胎组织产生的正常成分，出生后由于编码该抗原的基因受阻遏而逐渐消失，或仅微量表达；发育成熟的组织一般不表达。细胞癌变时，由于基因去脱阻遏，此类抗原可重新合成，表达于肿瘤细胞表面或分泌到体液中。胚胎抗原的免疫原性很弱，如甲胎蛋白和癌胚抗原。

②分化抗原：是组织细胞在分化、发育的不同阶段出现或消失的正常分子。恶性肿瘤细胞通常停滞在细胞发育的某个幼稚阶段，其形态和功能均类似于未分化的胚胎细胞。这类抗原是正常细胞的成分，不能刺激机体产生免疫应答，但可用于判断肿瘤组织来源和靶向免疫治疗。

③过度表达的抗原：正常细胞癌变后，多种信号转导分子过度表达。这些信号分子可以是正常蛋白，也可以是基因突变的产物。此类抗原包括ras、c-myc等基因产物。

④细胞突变产生的独特型抗原：如正常人T、B细胞表面有TCR和BCR，其可变区有独特型抗原决定簇，属正常细胞成分。T细胞白血病和慢性B细胞白血病的恶变细胞可分别表达TCR和BCR独特型决定簇，可作为诊断的标志。

（二）肿瘤标志物

肿瘤标志物（tumor marker，TM）是指肿瘤发生和增殖过程中，由肿瘤细胞合成、释放或机体对肿瘤细胞反应而产生的能反映肿瘤发生、发展的一类物质，可存在于肿瘤细胞和组织中，也可在血液和体液中，包括肿瘤抗原、激素、酶（同工酶）、代谢产物等。肿瘤抗原可以是肿瘤标志物，但肿瘤标志物不一定是肿瘤抗原。

二、机体抗肿瘤的免疫效应机制

机体的抗肿瘤免疫效应机制包括细胞免疫和体液免疫，一般认为，细胞免疫是主力，体液免疫仅在某些情况下起协同作用。对免疫原性强的肿瘤，以特异性免疫应答为主；对免疫原性弱的肿瘤，非特异性免疫应答可能具有更重要的意义。不同类型的肿瘤诱导机体抗肿瘤的免疫应答有差异。肿瘤不是单一原因的疾病，机体对肿瘤的免疫强弱不仅取决于肿瘤本身，还受宿主免疫功能和其他因素的影响。

（一）抗肿瘤的体液免疫机制

肿瘤抗原可刺激机体产生抗体，抗体可通过以下几种方式发挥作用：

1.细胞毒作用

通过活化补体和ADCC效应杀伤肿瘤细胞。

2.调理作用

抗肿瘤抗体通过调理作用促进巨噬细胞对肿瘤细胞的吞噬。

3.干扰肿瘤细胞的黏附作用

某些抗肿瘤抗体与肿瘤细胞抗原，可阻断肿瘤细胞与血管内皮细胞黏附分子相互作用，从而抑制肿瘤黏附、生长和转移。

4.封闭作用

抗体可通过封闭肿瘤细胞表面某些受体而影响肿瘤细胞的生物学行为。如抗体可封闭某些肿瘤细胞表面的转铁蛋白受体抑制肿瘤生长。

（二）抗肿瘤的细胞免疫机制

机体抗肿瘤的免疫效应机制十分复杂，涉及多种免疫细胞及其所分泌的产物。抗肿瘤免疫一般以细胞免疫为主。

1.T细胞

其介导的细胞免疫在抑制具有免疫原性的肿瘤细胞生长中起重要作用。$CD_4{}^+$T细胞是MHC–Ⅱ分子限制性T细胞，其杀伤机制为：

（1）释放多种细胞因子（如IL–2、IFN），激活$CD_8{}^+$CTL、NK和巨噬细胞，增强杀伤效力。

（2）释放IFN–γ、TNF，促进肿瘤MHC–Ⅰ类分子表达，增强肿瘤细胞对CTL杀伤的敏感性，TNF可直接破坏某些肿瘤。

（3）少数$CD_4{}^+$细胞识别某些MHC–Ⅱ类分子与抗原肽的复合体，通过直接杀伤肿瘤。$CD_8{}^+$T细胞受MHC–Ⅰ类抗原限制，具有高度特异性的CTL，其杀伤机制为：

（1）分泌穿孔素、粒酶、淋巴毒素、TNF等杀伤肿瘤。

（2）通过CTL上的FasL分子与肿瘤细胞上的Fas结合启动肿瘤细胞的凋亡途径。目前认为$CD_8{}^+$T是抗肿瘤的主要效应细胞。

2.NK细胞

不依赖抗体或补体，不需预先活化即可直接杀伤肿瘤，且不受MHC限制，在抗肿瘤的第一道防线。其杀伤机制是：

（1）释放穿孔素和颗粒酶引起肿瘤细胞坏死或凋亡。

（2）释放NK细胞毒因子和TNF等可溶性介质，杀伤肿瘤细胞。

（3）通过ADCC作用杀伤肿瘤细胞。

（4）通过Fas/FasL途径诱导肿瘤细胞凋亡。

3.巨噬细胞

在抗肿瘤免疫既作为抗原提呈细胞，也作为效应细胞杀伤肿瘤。

4.树突状细胞

可高度表达MHC-Ⅰ、MHC-Ⅱ、B7和ICAM-1等免疫相关分子，参的提呈，可激发针对肿瘤的特异性T细胞免疫；本身具有细胞毒效应，可直接杀伤某些肿瘤细胞。

三、肿瘤的免疫逃逸机制

人体存在免疫监视功能，可及时清除突变细胞，防止肿瘤发生，但肿瘤可通过自身或微环境的改变等多种方式逃避机体免疫系统的识别和攻击，其免疫学机制复杂。

（一）与肿瘤细胞有关的因素

1.肿瘤细胞的抗原缺失和抗原调变

自发性肿瘤在初期缺乏突变，此时免疫原性弱，不足以诱导T细胞免疫应答。此外，宿主对肿瘤抗原的免疫应答也可导致肿瘤细胞表面抗原减少或丢失，从而逃避免疫系统的识别和攻击，这种现象称为抗原调变。

2.肿瘤细胞MHC-Ⅰ类分子表达下调

某些肿瘤细胞如结肠癌和宫颈癌缺失特定的MHC-Ⅰ类分子。当肿瘤细胞缺失所有MHC-Ⅰ分子时，可逃避CTL细胞的识别，同时也能抵抗NK细胞的杀伤作用。

3.肿瘤细胞表面"抗原覆盖"或被封闭

肿瘤细胞表面抗原可能被某些物质覆盖，如肿瘤细胞可表达高水平唾液黏多糖或表达肿瘤激活的凝聚系统，这两种成分均可覆盖肿瘤抗原，从而干扰宿主淋巴细胞对肿瘤细胞的识别和杀伤作用。血清中存在的封闭因子（如封闭抗体、可溶性肿瘤抗原、肿瘤抗原–抗体复合物等）可封闭肿瘤细胞表面的抗原决定簇或效应细胞的抗原识别受体，从而使肿瘤细胞逃脱效应细胞的识别，免遭致敏淋巴细胞攻击。

4.肿瘤细胞缺乏协同刺激分子

某些肿瘤细胞不表达或很少表达协同刺激分子如B7、ICAM–1、LFA–3和VCAM–1等，不能诱导机体产生有效的免疫应答。

5.肿瘤细胞的"漏逸"

肿瘤细胞由于生长迅速，使机体的免疫系统不能有效地及时清除大量生长的肿瘤细胞。

6.肿瘤细胞导致免疫抑制

肿瘤细胞能营造肿瘤周围的免疫抑制环境，产生免疫抑制因子，从而逃避免疫系统的攻击。如通过分泌TGF–β、IL–10等细胞因子抑制机体产生抗肿瘤免疫应答的产生。

7.肿瘤细胞表达FasL

某些肿瘤细胞高表达FasL，与肿瘤特异性T细胞表达的Fas作用，诱导肿瘤特异性T细胞凋亡。

（二）与机体有关的因素

宿主免疫系统可识别、清除体内突变细胞，防止肿瘤发生。肿瘤细胞来源于宿主体内，许多方面与正常细胞相似，免疫原性弱，当宿主处于免疫功能低下、缺陷或免疫耐受时肿瘤生长早期的少量肿瘤细胞就有可能逃避机体的免疫监视。一旦肿瘤迅速生长形成实体，免疫系统则失去对肿瘤的控制，难以阻止肿瘤的发生、发展和转移。

四、常用肿瘤标志物的检验

（一）胚胎抗原类肿瘤标志物

1.甲胎蛋白（AFP）

是一种糖蛋白，相对分子量为70kD，胚胎期由胎肝及卵黄囊合成，在胎儿血液中具有较高的浓度，出生后则下降，至生后2～3个月甲胎蛋白基本被白蛋白替代，故成人血清中含量极低，通常低于20ng/mL。可用放射火箭免疫电泳（自显影法）、ELISA法、放射免疫分析法（RIA）检测AFP。

甲胎蛋白与肝癌及多种肿瘤的发生、发展密切相关，可作为多种肿瘤的检测指标，目前临床上主要作为原发性肝癌的血清标志物。原发性肝癌患者血清中AFP常明显升高，但也有部分患者AFP并不升高。病毒性肝炎、肝硬化患者，AFP浓度有不同程度的升高，但一般低于300ng/mL；随着受损肝细胞的修复，AFP可逐渐恢复正常。一般认为，AFP＞400ng/mL时对原发性肝癌有较高诊断价值。

生殖腺胚胎性肿瘤患者血清中AFP浓度也可升高，如睾丸癌、畸胎瘤等。妇女妊娠3个月后，血清AFP浓度开始升高，7～8个月时达到高峰，一般在400ng/mL以下，若孕妇血清中AFP异常升高，应考虑胎儿神经管缺损畸形的可能性。

2.癌胚抗原（CEA）

是一种相对分子量为180kD的可溶性糖蛋白。一般情况下，由胎儿胃肠道上皮组织、胰和肝细胞合成，出生后含量下降，正常情况下，血清中CEA＜2.5ng/mL。CEA是一种广谱肿瘤标志物，分泌CEA的肿瘤大多位于空腔脏器，如胃肠道、呼吸道、泌尿道等。癌胚抗原虽然不能作为诊断某种恶性肿瘤的特异性指标，但在恶性肿瘤的鉴别诊断、病情监测、疗效评价等方面，仍有重要临床价值。

血清CEA升高主要见于结肠癌、直肠癌、胰腺癌、胃癌、肝癌、肺癌、乳腺癌，其他恶性肿瘤也有不同程度的阳性率。肠道憩室、直肠息肉、结肠炎肝硬化、肝炎和肺部疾病CEA也有不同程度的升高，但阳性率较低。98%的非吸烟者CEA＜5μg/L，吸烟者中约有33%的人CEA＞5μg/L。肾功能异常时也可轻度上升。

癌胚抗原的水平与下列因素有关。

（1）与肿瘤的早、中、晚期有关，越到肿瘤晚期，癌胚抗原值越升高，但阳性率不是很高。

（2）与肿瘤转移有关，当肿瘤转移后，癌胚抗原的浓度也升高。

（3）与癌症的组织类型有关，腺癌最敏感，其次是鳞癌和低分化癌，这说明癌胚抗原是一种分化性抗原，分化程度越高阳性率也越高。

（4）与病情好转有关，病情好转时血清癌胚抗原浓度下降，病情恶化时升高。

常用CEA的检测方法有ELISA、RIA1、免疫组化以及自动化免疫分析，若患者血清中CEA超过20ng/mL，则提示患有消化道肿瘤。

3.癌胚胎抗原（pancreatic oncofetal antigen，POA）

癌胚胎抗原是一种糖蛋白，分子量为40kD，在血清中以分子量900kD复合形式存在，但可降解为40kD，正常人群血清中<7U/mL。胰腺癌者POA的阳性率为95%，其含量大于20U/mL；肝癌、大肠癌、胃癌等恶性肿瘤时POA也会升高，但阳性率较低。此抗原的特异性不高，但可用于观察胰腺癌切除的疗效及复发监测的指标。临床上常用放射免疫法检测。

（二）糖链抗原类肿瘤标志物

肿瘤细胞膜上的糖蛋白或糖脂中的糖基序列异常，形成一种与正常糖蛋白不同的抗原，分为高分子黏蛋白和血型类抗原。

1.CA125

CA125是一种分子量为200kD的糖蛋白，健康人CA125含量很低（<35U/mL），主要用于辅助诊断卵巢癌。卵巢癌患者血清中CA125水平明显升高，手术和化疗后期很快下降；复发时，在临床确诊前几个月便可呈现CA125增高，尤其卵巢癌转移患者，血清CA125更明显高于正常参考值。其他非卵巢恶性肿瘤也有一定CA125阳性率，如肺癌、胰腺癌、乳腺癌、肝癌、胃肠道恶性肿瘤、子宫癌等。女性盆腔炎、子宫内膜异位、行经期、卵巢囊肿、子宫肌瘤、慢性肝炎、胰腺炎、胆囊炎、肺炎、肝炎、肝硬化腹水、结核等良性疾病CA125也可升高，诊断时应注意鉴别。妊娠前3个月内，CA125也有升高的可能。

2.CA199

CA199是一种分子量为5000kD的糖蛋白，血清中正常值<37U/mL，在胰腺

癌中阳性率最高，是较可靠的胰腺癌指标。但其他肿瘤，如67%胆道癌、胆囊癌，62%胃癌、部分结肠癌、肝癌、肺癌、乳腺癌等也有升高。少部分消化系统的良性病变，如急性胰腺炎、胆囊炎、胆汁淤积性胆管炎、肝硬化、肝炎等及正常人也可升高，但不超过120U/mL，往往呈一过性增高。

3.CA153

CA153是乳腺细胞上皮表面糖蛋白的变异体，正常低于30U/mL，为乳腺癌标志物，乳腺癌晚期明显升高。该标志物也是广谱的，其他肿瘤如肝癌、肺癌、卵巢癌、胃癌、肠癌、胰腺癌等、良性乳腺疾患、子宫内膜异位、卵巢囊肿等患者的血清CA153也可超过正常值。

4.CA50

CA50是胰腺和结、直肠癌的标志物，广泛存在胰腺、胆囊、肝、胃、结直肠、膀胱、子宫，也是广谱的肿瘤抗原。CA50在多种恶性肿瘤中可有不同的阳性率，对胰腺癌和胆囊癌的阳性检出率居首位；其他依次为肝癌、卵巢与子宫癌和恶性胸腔积液等。可用于胰腺癌、胆囊癌等肿瘤的早期诊断，对肝癌、胃癌、结直肠癌及卵巢肿瘤诊断也有较高价值。

（三）酶类肿瘤标志物

当肿瘤发生时，肿瘤细胞代谢异常，使某些酶或同工酶合成增加；或由于肿瘤组织的压迫和浸润，导致某些酶的排泄受阻，使肿瘤患者血清中酶活性异常升高。

1.前列腺特异性抗原（PSA）

前列腺特异性抗原是一种丝氨酸蛋白酶，分子量34kD，是少数的器官特异性肿瘤标志物之一；由前列腺上皮细胞合成，是精液的主要成分之一。正常人血清中含量极微，前列腺癌患者血清PSA浓度会升高，可作为监测前列腺癌病情变化和疗效的重要指标。前列腺肥大、前列腺炎、肾脏和泌尿生殖系统疾病的患者，PSA水平也可轻度升高，必须结合其他检查进行鉴别。某些乳腺癌患者也表现不同程度的PSA阳性。特别要注意，采集患者的血清标本前，若进行前列腺按摩，将导致血清PSA升高。

2.神经元特异性烯醇化酶（neuron-specific enoalase，NSE）

神经元特异性烯醇化酶是烯醇化酶的一种同工酶，分子量为78kD，是神经内分泌肿瘤的特异性标志，如神经母细胞瘤、甲状腺髓质癌和小细胞肺癌（72%升高）。目前，NSE已作为小细胞肺癌重要标志物之一，可用于鉴别诊断、监测小细胞肺癌放疗、化疗后的治疗效果。治疗有效时NSE浓度逐渐降低至正常水平，复发时血清NSE水平升高。肾脏神经母细胞瘤患者NSE异常升高，而Wilms瘤则升高不明显，因此，NSE可用于神经母细胞瘤和Wilms瘤的鉴别诊断，也可用来监测神经母细胞瘤的病情变化，评价疗效和预报复发。但要注意的是，NSE也存在于正常红细胞中，标本溶血会影响测定结果。NSE正常值低于15ng/mol。

3.α-L-岩藻糖苷酶（a-L-fucosidase，AFU）

α-L-岩藻糖苷酶是一种溶酶体酸性水解酶，广泛存在于人体各组织细胞溶酶体和体液中。对于肝癌的诊断AFU敏感性好，阳性率高，是AFP阳性率的三倍以上，对AFP阴性病例及小细胞肝癌的诊断价值极大，是早期原发性肝癌诊断的有用指标，与AFP联合检测可提高原发性肝癌诊断阳性率。AFU的动态观察对判断肝癌疗效、预后、复发有重要意义。血清AFP在转移性肝癌、肺癌、乳腺癌、卵巢癌、子宫癌也可增高；在肝硬化、慢性肝炎、消化道出血等也有轻度增加。AFU正常值低于420nmol/L。

（四）激素类肿瘤标志物

正常情况下不产生激素的组织，癌变时能产生和释放一些激素；有激素分泌功能的细胞发生癌变时，分泌的激素含量异常升高，这些激素可作为肿瘤相关标志物。

1.人绒毛膜促性腺激素（hCG）

是胎盘滋养层细胞分泌的由α和β两个亚基组成的糖蛋白，分子量45kD，其β亚基为特异性链，是较好的TM。正常人血清中含量很低（<10ng/mL），怀孕时血、尿中的hCG会升高，是公认的诊断滋养层肿瘤敏感性最高的TM，作为睾丸肿瘤和绒毛膜上皮癌或葡萄胎的标志物。正常妊娠妇女、子宫内膜异位症、卵巢囊肿等非肿瘤状态和子宫内膜癌、乳腺癌、癌、卵巢癌等，hCG的浓度在血和尿中都可增高。部分AFP和GGT均阴性的原发性肝癌、胃癌、大肠癌及部分肺癌、膀胱癌等hCG也增高。

2.降钙素（calcitonin，CT）

甲状腺滤泡旁细胞分泌的多肽激素，相对分子量约3.5kD，主要通过对骨骼、肾脏和胃肠道的调节使血钙降低。CT增高是诊断甲状腺髓样癌的标志之一，可用于甲状腺髓质癌的疗效监测。如手术后血清CT仍持续升高，说明有残余的肿瘤组织形成，预后较差，对判断手术疗效及术后复发有重要价值。另外，CT增高也可见于异位降钙素综合征、急慢性肾衰竭、严重骨病、原发性甲状腺功能减退等；CT降低见于甲状腺发育不全或手术切除、甲状腺切除术后、重度甲状腺功能亢进症、甲状腺功能减退症等。

（五）蛋白质类肿瘤标志物

1. β_2-微球蛋白（β_2-microgilbulin，β_2m）

由淋巴细胞和其他大多数的有核细胞分泌的球蛋白，分子量为1.2kD，是HLA的β链（轻链），广泛分布于血浆、尿液、脑脊液、唾液及初乳中。正常人β_2m的合成率及从细胞膜上的释放量相当恒定。正常情况下，β_2m从尿中排出是极微量的，临床上检测血或尿中的β_2m浓度为临床肾功能测定、肾移植成活、糖尿病肾病、重金属镉、汞中毒以及某些恶性肿瘤的临床诊断提供较早、可靠和灵敏的指标。血β_2m是淋巴细胞增殖性疾病的主要标志物，如多发性骨髓瘤、慢性淋巴性白血病等，血β_2m浓度明显增加。

2. 本-周蛋白（Bene-Jones protein，BJP）

本-周蛋白又称凝溶蛋白，是游离的免疫球蛋白轻链。BJP阳性主要见于多发性骨髓瘤等单克隆免疫球蛋白血症患者。BJP尿阳性可见于多发性骨髓瘤、巨球蛋白血症、原发性淀粉样变性等。骨髓瘤患者50%～70%为阳性；巨球蛋白血症患者血清内IgM显著增高，约有20%呈阳性反应；也可出现于其他B细胞相关的肿瘤疾患中，如慢性淋巴细胞性白血病、μ重链病、原发性淀粉样变性症。

（六）其他常用的肿瘤标志物

其他常用的肿瘤标志物见表5-4。

表5-4　其他常用的肿瘤标志物

肿瘤标志物	性质	相关肿瘤
C-myc	细胞株、原发肿瘤	乳腺癌、急性粒细胞白血病、结肠腺癌、小细胞肺癌等
K-ras	细胞株、原发肿瘤	骨肉瘤、膀胱癌、胰腺癌、卵巢癌、结肠癌
C-erb-2	原发肿瘤	乳腺癌、胃腺癌、肾腺癌
p53	染色体17p21-1q	肺癌、结肠癌、胃癌
细胞角蛋白19片段（CYFRA21-1）	酸性蛋白	非小细胞癌
鳞状细胞癌抗原（SCC）	糖蛋白	子宫颈癌、肺及头颈部的鳞癌
组织多肽抗原（TPA）	多细胞角蛋白8、18、19	膀胱癌、胆管癌、乳腺癌
前列腺酸性磷酸酶	糖蛋白	前列腺癌

五、肿瘤标志物的检验与应用

（一）肿瘤标志物的检测技术

1.肿瘤标志物检测技术

（1）生化比色法，测γGT、AFU等。

（2）免疫标记技术，常用的有ELISA、RIA、CLIA、ECLIA、TRFIA等，用于血液和体液中的TM测定，敏感性高特异性强，既可定量又可定性。

（3）流式细胞术，测定肿瘤细胞表面CD分子。

（4）分子生物学技术，测定癌基因和抑癌基因表达的蛋白。目前尚无公认的TM测定参考方法，现有的TM中仅有AFP、CEA、PSA、hCG有国际标准品，临床广泛糖链抗原系列TM至今未有国际标准。

（二）肿瘤标志物的联合检测

肿瘤是单一变异细胞多次克隆的结果，其发生是多步骤、多基因的癌变过程。肿瘤细胞生物学特性具有复杂性及多态性，表现为癌变后不同种肿瘤病理类型的差异、同种病理类型肿瘤细胞的异质性、肿瘤细胞基因型及细胞表型的多态性，在一个肿瘤中存在着不特性的细胞。同一种癌细胞能产生多种肿瘤标志物，不同肿瘤或同一肿瘤的不同组织类型既可有共同的肿瘤标志物，也可有不同的肿瘤标志物，因此，单靠某一种标志物的测定难以对肿瘤确诊，而多种TM的联合检测可提高肿瘤检出的阳性率（表5-5）。

表5-5　肿瘤标志物的联合检测

肿瘤	首选标志物	补充标志物
肺癌	NSE、CYFRA21-1	TPA、SCC、ACTH、TSA、降钙素
肝癌	AFP、GP73	AFU、CEA、ALP、γGT
胃癌	CA724、CA199	CEA、CA242
乳腺癌	CA153、CEA	CA549、hCG、降钙素、铁蛋白
卵巢癌	CA125	CEA、hCG、CA199
结直肠癌	CEA	CA199、CA50
宫颈癌	SCC	CA125、CEA、TPA
胰腺癌	CA199	CEA、CA125、CA50
前列腺癌	PSA、f-PSA	PAP
膀胱癌	无	TPA、CEA

（二）肿瘤标志物的应用

1.高危人群的筛查

在某些肿瘤高发区或在某些有肿瘤家族史的高危人群中进行筛查，可发现早期无症状患者，以达到早期诊断、早期治疗的目的。

2.肿瘤的辅助诊断

TM在许多肿瘤的辅助诊断中有广泛的应用。特别是AFP对肝癌、hCG对绒毛癌、本-周蛋白对多发性骨髓瘤等诊断均有重要参与价值。

3.肿瘤治疗效果、复发监测和预后判断

TM的动态监测有助于肿瘤的临床分析、判断手术效果、评价和调整化疗方案，预测肿瘤患者的预后并及时获知肿瘤复发或转移的信号。

第六章　流式细胞仪设备的管理

第一节　流式细胞仪概述

流式细胞仪是集单克隆抗体、流体力学、光学、荧光染料和标记技术、计算机及其软件等为一体的，对细胞、细胞器或颗粒进行高通量、多参数分析与分选的仪器。

流式细胞术（flow cytometry，FCM）是20世纪70年代发展起来的一项利用流式细胞仪完成的细胞分析新技术，主要是对血液、体液、骨髓、活检组织以及动植物的单细胞悬液或人工合成微球等的多种生物学特征和物理、生化特性以及功能进行计数和定量分析，并能对特定细胞群体加以分选的细胞参量分析技术。目前已普遍应用于免疫学、血液学、肿瘤学、细胞生物学、细胞遗传学、生物化学等的基础和临床研究的各个领域。

本章将介绍流式细胞仪的发展过程、技术原理及主要应用范围。

一、流式细胞仪发展简史

纵观流式细胞仪和流式细胞术的发展历史，不难看出它是一个涉及专业背景众多、科研领域纷呈、高度依赖社会科技进步的产物，如今流式细胞仪已然成为推动生命科学发展的重要手段。从流式细胞术的发明、完善直至今天在各个领域应用的拓展，每一步都凝聚了人类的智慧，是人类不断探索和进取的结晶。下面以编年史表格（表6-1）的形式简单介绍流式细胞仪的起源、发明和发展。

表6-1 流式细胞仪发展简史

年代	代表性进展
1930年	Caspersson和Thorell的细胞计数方法研究开启了人类细胞研究的先河
1934年	Moldaven首次尝试用光电仪研究流过毛细管的细胞，迈出了显微镜观察静止细胞向流动状态研究细胞的第一步
1936年	Caspersson等引入显微光度术
1940年	Coons创造性地用结合荧光素的抗体标记细胞内的特定蛋白
1947年	Guclcer引入了流体力学计数气体中的微粒
1949年	Wallace Coulter发明了流动悬液中计数血液中颗粒的方法即库尔特原理并获得专利。这一原理迄今仍然是血细胞分析仪和流式细胞仪计数细胞的基本原理
1950年	Caspersson用显微分光光度计的方法在紫外线（UV）和可见光光谱区检测细胞
1953年	Croslannd-Taylor应用分层鞘流原理，成功地设计红细胞光学自动计数器
1953年	Parker和Horst描述一种全血细胞计数器装置，成为流式细胞仪的雏形
1954年	Beime和Hutcheon发明光电粒子计数器
1959年	B型Coulter计数器问世
1965年	Kamemtsky等提出两个设想，一是用分光光度计定量细胞成分；二是结合测量值对细胞分类
1967年	Kamemtsky和Melamed在Moldaven方法的基础上提出细胞分选方法
1969年	Van Dilla、Fulwyl等在Los Alamos，NM（即现在的National Flow Cytometry Resource Labs）发明第一台荧光检测细胞计
1972年	Herzenberg研制出细胞分选器的改进型，能检测出经荧光标记抗体染色细胞的较弱的荧光信号
1975年	Kochler和Milstein发明了单克隆抗体技术，开创了特异标志细胞研究的道路

从此，流式细胞仪进入了飞速发展的时代，Beckman Coulter、BD、DAKO、Cytopeia等公司等相继推出各具特色的流式细胞仪并不断升级完善，使检测性能不断提高。

国产流式细胞仪最早研制于20世纪80年代初，但受到当时科技发展和国内生产力的限制，而没有商业化的产品问世。自2010年起开始流式细胞仪的设计、研发和生产，迄今已推出了中国自主研发的具有绝对计数功能的从单激光至三激光甚至可同时分析高达13种荧光颜色的流式细胞分析仪BriCyte E6、DxFlex、NovoCyte系列等。这些流式细胞仪不仅从性能上能够和国外仪器比肩，也有着自身的特色和优势。例如，具有可插拔滤光片、通道配置更改及升级简便、灵活，能够24管/40管及6/24/96x多孔板上样等功能。

进入21世纪，随着光电技术、计算机技术进一步发展，流式细胞仪已开始向模块化、经济型发展，其光学系统、检测器单元和电子系统更加集成化、自动化及标准化，并可按照使用要求进行灵活的调整和更换。临床型的仪器追求更加自动化的操作，包括自动样本处理及与LIS的双向通信等。

二、流式细胞仪展望

随着医学科技日新月异的发展和临床诊疗对检验技术要求的不断提高，流式细胞技术从20世纪80年代开始用于AIDS诊断、病情判断和疗效监测，流式细胞仪正式加入临床检验仪器的行列，并不断延伸到血液病、肿瘤学、免疫监测、感染、骨髓移植和器官移植等各个临床学科领域，尤其是白细胞免疫分型和造血干细胞移植治疗已经离不开流式细胞仪。

由于临床对流式细胞仪多色、自动化、灵敏度等方面的需求越来越高，传统流式细胞仪激光器和染料的发展都遇到一些瓶颈，而光谱流式细胞分析则给流式细胞仪的发展带来了一个新的维度。

光谱分析是依据光谱参考对照作为标准品来对多色样本中的荧光素成分进行分解分析的方法。其实很早光谱分析的方法就已经应用在许多工业领域：比如化学检测，可以通过对单个纯化物质的光谱进行分析，然后在混合样本中拆分出不同的单体组成物质；其他诸如光谱成像分析等也都是采用类似的方法，这种方法的特点是可以在有限的波长范围内检测更多的指标。将光谱分析的方法应用于流式细胞仪会带来许多好处：包括更多的染料选择，自发荧光分解，无须更换滤光片，较少的激光也能产生高质量的多色数据，节约成本等。

2013年Sony推出了第一代的商业化光谱流式仪SP6800，但是由于部分激光器共线的问题，限制了一些染料的使用。2017年Cytek推出新一代Aurora全光谱流式细胞仪，该流式细胞仪采用最新的液流和光学技术，具有很高的检测灵敏度。此后又推出了更偏向临床使用的Northern Lights全光谱流式细胞仪，3激光的机器在一管样本中便可以检测得到24色高质量的免疫实验结果，而传统流式细胞仪需要

2~4管才能完成，节约了宝贵的样本和制样时间。高质量的数据也意味着更大的信息量，较弱和稀有的细胞群体得以区分。此外，因为用到的激光器更少，可以节约硬件的维护成本。

未来的流式细胞仪将向着多元化发展：一方面，临床型流式细胞仪的发展方向是更高通量、更加自动化、性能更稳定和更符合生物安全要求；同时，更快的检测速度、更强大和专业化的数据处理能力以及软件分析功能也是追求的目标；另一方面，为满足蛋白质组学、细胞组学和细胞治疗发展的需求，用于科研的流式细胞仪在分析能力、分选的纯度和精确度上将会有更大的提高。

单光源、逐级增色无限多色和细胞立体切割分析功能，智能化、微小体积、便捷操作界面的仪器与公用的分析软件、共享的云数据和专家平台是展现在我们面前的未来的流式细胞仪和流式细胞技术。

第二节　流式细胞仪的构成

流式细胞仪的基本结构包括四大部分：

（1）液流系统。

（2）光学系统。

（3）电子系统。

（4）数据处理与分析系统，分选型流式细胞仪还配有细胞分选系统。概括来说，流式细胞仪是利用鞘流和流体动力聚焦原理使待测样本中的细胞形成单细胞流，依次通过流式细胞仪的流动室，经激光照射后细胞受能量激发，一方面自发地发射散射光，另一方面标记的荧光染料发射不同波长的荧光波谱，经过一系列透镜、滤光片的处理，光信号被相应的接收器接收并放大，光信号转换为电信号，经计算机储存和处理分析，以图形的形式直观地呈现给使用者，提供目的细胞占选定细胞群的百分比和平均荧光强度等信息，分选型流式细胞仪还能够对特定细胞群体加以分选，收集到细胞培养容器中，做进一步的研究。

一、液流系统

液流系统是流式细胞仪的核心，主要功能是利用鞘液和气体压力，使细胞逐个通过激光光斑中央接受检测。

（一）流动室与液流驱动系统

流动室是仪器的核心部件，含有待测样品的液流柱、激光束和探测器三者在此垂直相交，焦点称为检测区。流动室为石英玻璃材质、圆管形，中间设有长方形孔供细胞单个流过，检测区在该孔的中心。流动室内充满鞘液，鞘液在压力的作用下注入流动室，待分析的细胞（颗粒）悬液从圆管轴心注入，通过外层鞘液流动的压力将样品承载并聚集于轴线依次通过检测点，压力迫使鞘流裹挟着样本流单向流动，并且使样品流不会脱离液流的轴线方向，保证每个细胞通过激光照射区的时间相等，从而得到准确的散射光和荧光信号，此即流体动力聚焦。

（二）样本的流速控制

流式细胞仪使用真空泵产生压缩空气，通过鞘流压力调节器在鞘液上施以恒定的压力，使鞘液以匀速运动流过流动室，在整个检测过程中的流速是不变的。样本的检测速度可以通过改变进样管中的压力来控制，以调整取样分析的速度。改变样本的检测速度会影响细胞移动的样本流的直径，同时可以影响实验数据的变异系数，因此，需根据实验要求选择合适的流速。

二、光学系统

流式细胞仪通过检测液流内通过检测区细胞的散射光和荧光信号对目标细胞进行分析，因此，光学系统是流式细胞仪最为重要的系统之一，它由激光器、光束成形系统以及光信号收集系统组成。

（一）激发光源和染料

目前流式细胞仪的激发光源主要为激光（light amplification by stimulated emission of radi-ation，LASER），因为激光具有良好的单向性即定向发光和单色性，光束的发散度极小、亮度极高，能提供高强度和稳定的光照，在单位立体角内输出功率特别大，是细胞微弱荧光快速分析的理想光源。由于细胞快速流动，每个细胞经过光照区的时间仅为1微秒左右，每个细胞所携带荧光物质被激发出的荧光信号强弱，与被照射的时间和激发光的强度有关，因此细胞必须达到足够的光照强度，激光光源恰好能够满足这一条件，所以目前几乎所有的流式细胞仪都采用激光作为激发光源。

激光器按产生激光的物质分为气态激光器、固态激光器、半导体激光器和染料激光器等。短波长、大功率的气态激光器因发热量大，需要水冷设备才能保证正常运行。而固态激光器、半导体激光器具有体积小、重量轻、发热低、效率高、性能稳定、光束质量高甚至功率可调等特点，因此，新型的流式细胞仪多使用空冷固态激光器或半导体激光器。

目前，绝大多数流式细胞仪都以488nm蓝色激光的氩离子激光器为基本配置，因为常用的荧光染料都可以被488nm激光激发，比如异硫氰荧光素[Fluorescein5（6）-isothiocy-anate，FITC]、藻红蛋白（P-phycoerythrin，PE）、ECD（electron coupled dye）、碘化丙啶（Propidium Iodide，PI）、藻红蛋白-花青素-5耦合荧光素（P-phycoerythrin-cyan dye5，PE-Cy5）等。顺应流式细胞分析的发展和日渐复杂细胞分析的需要，多激光器流式细胞仪逐渐成为趋势。常见的有405nm紫色激光，可以配合Pacific Blue（PB）、Krome Orange（KO），紫色光继发的亮蓝荧光染料（brilliant violet，BV）系列、量子点荧光（quantumdot，Qdot）系列等染料、633nm红色激光，可以配合别藻蓝蛋白（Allophycocyanin，APC）、APC耦合德克萨斯荧光素系列（APC-Alexa Fluor700、Alexa647）等染料。355nm紫外激光，可以配合4，6-二脒基-2-苯基吲哚（4'，6-diamidino-2-phenylindole，DAPI）Hoechst33342以及Alexa350等染料使用。多激光的使用，扩大了检测荧光素的种类和范围，选择合适的荧光素可以避免染料间的荧光波干扰，减少实验中的补偿操作，使多色分析更加简单。多激光同时激发实现了同时多色分析的目的。表6-2为常用激发光源和所对应的常用荧光激发光谱。

表6-2　常用激光光源的荧光素激发光谱

激光器	荧光素	最大发射光（nm）
蓝光（488nm）	FTTC	519
	PE	578
	ECD	615
	PI	617
	7-AAD	647
	PE-Cy5	680
	PerCP	677
	PE-Cy5.5	694
	PerCP-Cy5.5	695
	PE-Cy7	767
红光（638nm）	APC	660
	APC-Cy5.5	694
	APC-Alexa Fluor 700	723
	APC-Cy7	767
	APC-Alexa Fluor 750	775
紫光（405nm）	Alexa Fluor 405	421
	Pacific Blue	451
	Krome Orange	528
	DAPI	461
紫外（355nm）	Hoechst33258	461
	Hoechst33342	461

（二）光束成形系统

激光光束直径一般1～2mm，在到达流动室前，先经过透镜聚焦，形成直径较小的、具有一定几何尺寸的光斑，以便将激光能量集中在细胞照射区。这种椭圆形光斑激光能量分布属正态分布，为保证样品中细胞受到的光照强度一致，须将样本流与激光束垂直且相交于激光能量分布峰值处。

一般来说，台式流式细胞仪的光路调节对使用者是封闭的，即安装时由工程师调试完毕后，使用者检测时无须再调节，操作方便。而部分大型细胞分选仪由于采用空气激发的原理而空气中的液流位置不固定，因此，需要使用者手动调节，使液流中的样本与激光束正交。

（三）光信号收集系统

流式细胞仪中的光信号收集系统含有一系列光学元件，包括透镜、光栅、滤片等，其主要功能是收集细胞受激发后产生的散射光和荧光等信号，并将这些不同波长的光信号传递给相应的检测器，一般使用光电二极管或更灵敏的光电倍增管接收这些光信号，达到细胞光信号检测的目的。

1.光路设计

流式细胞仪的光信号收集系统中若干组透镜、滤光片和小孔，可分别将不同波长的荧光信号送入到不同的光信号探测器。

光信号收集系统的主要光学元件是滤光片。如果细胞同时标记有几种不同发射波长的荧光素，流式细胞仪需要通过一系列的滤光片组合将不同波长的荧光送入不同的检测器以完成检测，即在光路设计上需要不同的滤光片组合。滤光片一般为二向色滤镜，根据其功能的不同可分为3种：长通滤片（long-pass filter，LP）、短通滤片（short-pass filter，SP）和带通滤片（band-pass filter，BP）。

（1）长通滤片：只允许某一特定波长以上的光通过，特定波长以下的光则不能通过或被反射。如LP550滤片将允许550nm以上的光通过，而波长550nm以下的光则被反射。

（2）短通滤片：与长通滤片正好相反，只允许某一特定波长以下的光通过，而特定波长以上的光则不能通过或被反射。例如SP600滤片将允许600nm以下的光通过，而600nm以上的光则被反射。

（3）带通滤片：只允许相当窄的一个波长范围内的光通过，而其他波长的光则不能通过。一般滤片上有两个数值，一个是允许通过波长的中心值，另一个为允许通过的光的波段范围。如BP525/20表示其允许通过的波长范围为505～545nm，而其他波长的荧光全部被阻断。

一般在光路上使用LP滤片或SP滤片将不同波长的光信号引导到相应的检测器上，而BP滤片一般放置于检测器之前，以保证检测器只能检测到相应波段的光信号，降低其他荧光对检测器的干扰。

综上所述，激光光斑在一个固定点与鞘液中的细胞交汇，激发细胞产生的光信号由一系列滤光片引导至光电探测器中，探测器将光信号转变成电信号，然后进入电子系统进行分析。

2.光学信号

（1）散射光信号：细胞被激光照射后，向四周产生折射或散射，可利用细胞发射的光散射信号不同对细胞加以分类。细胞通过激光检测区时向空间360°立体角方向发射散射光线，散射信号与细胞大小、形状、质膜以及细胞内的颗粒结构的折射率有关。

根据测定散射光的检测器的位置的不同，流式细胞术中的散射光可以分为前向散射光（forward scatter channel，FSC）与侧向散射光（side scatter channel，SSC），它们常被用于细胞物理特征分析。

①FSC：在激光束照射的正前方即0°角处设置透镜，获取细胞的散射光信号，故又称0°角或小角度散射光。FCS与细胞的直径成近似直线关系，即细胞体积大，FSC信号强，细胞体积小，FSC信号弱。此外，FSC信号采集的角度也与流式细胞仪对于不同大小颗粒的检测能力有关。目前高端的流式细胞仪会有不同角度的FSC的通道供选择，提高了FSC的检测灵敏度。

②SSC：在与激光束垂直处设置透镜，获取细胞的光散射信号，故又称90°角散射光。SSC对于细胞膜、胞质、核膜的折射率更为敏感，其强度与细胞内部的精细结构和颗粒度有关。细胞内部颗粒和细胞器越多，其SSC信号就越强。

通过检测区的每个细胞不论是否被染色都能发射散射光，使用FSC和SSC双参数对细胞进行分类、分群是细胞分析的常用手段。例如，流式细胞仪可根据光散射信号将人的外周血白细胞分成淋巴细胞、单核细胞与粒细胞三群，淋巴细胞FSC与SSC均小，单核细胞FSC大，SSC中等，而粒细胞FSC与SSC均大。

（2）荧光信号：荧光是指一种光激发光的冷发光现象，当某种常温物质经某种波长的入射光照射，吸收光能后分子中的电子达到高的能阶，进入激发状态，并且立即退激发，恢复到原有的状态，同时多余的能量就以光的形式辐射出来，即发出比入射光的波长更长的发射光（通常在可见波段）。一旦停止入射光，发光现象也随之立即消失。

细胞受激光激发后，可产生两种荧光信号，一种是细胞自身在激光照射下，发出微弱荧光信号，称为细胞自发荧光；另一种是细胞结合了标记的荧光素，受激发照射得到的荧光信号，通过对这类荧光信号的检测和分析，就能了解所研究细胞的数量、所标记分子的表达与含量。

三、电子系统

电子系统主要有三个功能：

（1）将光学信号转换成电子信号。

（2）分析所输出的电子信号，以脉冲高度、宽度和积分面积显示。

（3）量化这些信号，并传至计算机。

通过光学系统能够获取、分离不同波长的光波，并检测这些光信号的强弱，但是目前的科学技术还不能直接对光信号进行分析、储存等处理，因此，必须将光信号转换为电脉冲信号，对这些电信号处理后再进一步转换为数字信号，才能储存和后续分析。

（一）光电检测器

光电检测器的用途是将接收到的光学信号转换成电脉冲信号。流式细胞仪的光电探测器主要有光电二极管（photodiode，PD）和光电倍增管（photomultiplier，PMT）两种。PMT在光信号较弱时有更好的稳定性，电子噪声也更低；而当光信号很强时，PD就比光电倍增管稳定。因此，为了提高检测灵敏度并且具有更好的信噪比，通常在检测FSC时使用PD，检测荧光与SSC时使用PMT。

PMT上加有一定的电压，以控制电子信号的量。当电压处于一定范围时，电脉冲信号的强度与光信号的强度成正比，通过改变电压就可以调节电脉冲信号的大小。

（二）信号处理

1.电信号的两种放大方式

由于所收集的光电信号较微弱，需要对这些光电信号加以放大，信号的放大方式有两种：线性（linear）放大和对数（logarithmic）放大。

线性放大是指放大器的输出与输入呈线性关系，当输入增大1倍，输出也增大1倍，适用于较小范围内变化的信号，或代表生物学线性过程的信号。对数放大是指放大器的输出与输入成对数关系。假设原来输出为1，当输入增大10倍时，输出增大2倍；当输入增大100倍时，输出增大3倍，以此类推。对数放大适用于变化范围较大的信号。一般FSC及SSC信号变异范围较小，常使用线性放大；而荧光信号变异范围较大，多使用对数放大，血小板或更小颗粒的散射光信号也用对数放大。

2.数字信号处理系统

传统的模拟信号仪器的分辨率为256或1024。在线性直方图上显示为0～255通道（channel）或0～1023通道。对数放大的显示范围通常为10^3或10^4。对数放大器在进行对数信号转换时会出现误差，影响精确度，动态范围和分辨率都较低。因此，新型流式细胞仪都用数字信号处理，通过数模转换器（analog digital convertor，ADC）将电子信号转换为数学信号，利用严密的转换公式计算放大对数信号。数模转换器的性能决定了数字信号的精确度和分辨率，它主要由比特数和数据分析速度来决定。数据分析速度越快，信号获取的能力越高；比特数越高，即通道数越多，对信号的转换越精确，信号的分辨率和动态范围也越大。另外，数字信号可以被计算机后续处理和分析，例如（微秒）进行离线补偿调节以及使用"比例（ratio）"一类计算型参数。

3.荧光信号的面积A、宽度W和高度H

光信号经光电检测器转换为电脉冲时，每一个信号脉冲都用高度（height，H）、宽度（width，W）和面积（area，A）三个参数来衡量。合理应用这三个信号脉冲参数可以有效地排除粘连细胞等干扰。

4.荧光补偿的调节

流式细胞分析过程中常采用2种或2种以上的荧光标记单克隆抗体或荧光染料进行多色分析。这些荧光素受激光激发后产生的发射光谱，理论上通过选择不同的滤片可以使每种荧光仅被相应的检测器检测到，而无相互干扰。实际上各荧光素的发射波并非单一峰，而是呈正态或偏态曲线，即有很宽的范围。以FITC和PE两种荧光素为例，可以看到两者的发射波长均为偏态分布，FITC受激后多数将光源转变为525nm左右（从480～650nm）的光；PE多数将其转变为575nm左右

（530～725nm）的光。故在流式细胞仪中对FITC检测525nm附近的光，对PE则检测575nm左右的光。如果同时使用这两种荧光染料，就会出现发射光谱相互叠加的现象，即光谱重叠。

克服因光谱重叠所致误差的方法就是通过仪器内设置进行荧光补偿：从一个被检测的荧光信号中去除无关的荧光干扰信号，以纠正发射光光谱重叠导致的误差。

5.阈值

由于流式细胞仪检测敏感度高，溶液中稍有杂质就会产生干扰信号。阈值是流式细胞术中很重要的概念，指的是一个界限，或者说下限值，也就是说只有信号值大于阈值时才被记录。阈值可以设定在前向散射光上，也可以设定在其他参数上。合理地设置阈值，可以有效地降低细胞碎片、噪声信号等对检测的干扰，又可保证样本的信号被完整地检测到。

6.通道

一个光电检测器就是一个通道，有多少个光电二极管/倍增管，就有多少个通道。主要有：

（1）散射光通道，FSC通道和SSC通道。

（2）荧光通道。通道可以按照荧光发射波长短按顺序排列，用FL（fluorescence）加数字命名，如FL1、FL2、FL3等，也可根据该通道接收的主要荧光素命名，如FITC通道、PE通道、APC通道等。

四、数据处理与分析系统

数据处理与分析系统的主要功能是对电路系统提供的数字信号进行处理，将其转化成不同的数字参数，并将这些参数以图形的方式展示，还可以对代表参数的数据加以统计分析，做进一步挖掘。计算机软件系统是实现这一过程的重要工具，当然软件也是用户操控仪器的界面和用户了解仪器状态的窗口。

（一）数据的采集与存储

测定样本时，流式细胞仪都会采集、记录每一个细胞被各个光电检测器探测到的信息，这些信息经过数模电路转换后成为数据，全部数据结果都将传送到计算机中进行分析和存储。

目前标准的FCM数据格式采用的是列表格式即（list mode）存储，记录获取的每个细胞的所有参数信息。FCM所采用的大多是多参数分析，荧光参数标志物达4个以上，采用List Mode这种方式可有效节省内存和磁盘容量，且没有任何细胞信息丢失，方便日后全面地进行细胞的多参数分析。

（二）数据的显示与分析

每个被分析的细胞都能获得多个参数，最基本的有FSC和SSC，标记荧光素抗体后，还有荧光信号，数据信息庞大。数据文件虽然易于加工、处理、分析，但缺乏直观性，因此，流式细胞仪采用了图形，以求直观地展示分析中所获得的信息。FCM图形有直方图和散点图、等高线图、三维图和雷达图等很多种，以前两种最常用。直方图只能显示一个通道的信息，散点图可以显示2个通道的信息，雷达图则可以显示任意数量通道的信息。

在流式细胞检测和分析中，"设门"是决定识别能力和准确性的关键技术。它是指利用在细胞分布图中指定一个范围或一片区域来实现对目标细胞群分析的手段。设门可以是单参数设门也可以是双参数设门，"门（gate）"的形状有线性门（line）矩形门（square）、椭圆形门（ellipse）、任意门或称自动门（auto）、多边形门（polygon）和十字门（cross）等，门的名称以大写英文字母代替。椭圆形门用于圈定目标细胞群，形状不规则；如果检测程序给予定义后，此门无须再划定，可以自动生成，此时的椭圆形门又称为任意门或自动门。线性门只用于单一参数分析结果；多参数分析中必然要进行两两分析，双参数分析显示结果通常用十字门；矩形门多用在十字门、线性门、多边形门中定义更精确的细胞群；而多边形门则用于有特殊目的的分析。如图6-5右图的矩形门B门用于去除弱荧光表达的CD_3和CD_4阳性细胞，十字门R则用于显示CD_3和CD_4双阴性、双阳性、单阴性和单阳性细胞群。

"反向设门"应用于FSC/SSC散点图中细胞群间相互重叠的情况，可以根据标记细胞的免疫荧光特点，在荧光散点图中标记待测细胞群，然后根据标记细胞群的颜色指示在FSC/SSC散点图中找到该群细胞，再作进一步分析。

1.单参数分析

细胞单参数的检测数据可整理成统计分布，以直方图显示。横坐标表示荧光信号或散射光信号相对强度，单位是道数，与荧光强度可以是线性关系也可以是对数关系；纵坐标一般是细胞数量，是一个相对数量而非绝对数。

红色荧光PE-Cy5标记的H门内CD_3阳性（占目标细胞的67.8%）和左边一群CD_3阴性细胞群。

2.多参数分析

目前流式细胞仪能够同时检测的荧光参数越来越多，最多能达到32色，多参数分析可从更多角度分析细胞的特性，提高分析的准确性。

最常用于多参数分析的图形为二维散点图，一般横坐标为该细胞一个参数的相对量，而纵坐标为该细胞另一参数的量，x轴表示CD4-PE检测通道，y轴表示CD_8-ECD检测通道，再通过十字门设门分析，可以得到$CD_8^+CD_4^-$、$CD_8^+CD_4^+$、$CD_8^-CD_4^-$及$CD_8^-CD_4^+$各细胞群的统计结果。针对复杂标本的表达分析，仅借助于二维散点图尚不足以显示足够的信息，可采用三维图等获得更多信息。

五、细胞分选系统

上述组成为分析型流式细胞仪的组成及原理，样本分析后不能回收利用；另一类分选型流式细胞仪，既能对细胞进行分析，还能对分析的目的细胞分选，收集后获得可用于进一步培养、回输等目的的细胞。但由于进样管道较长，还需保持无菌状态，所以分选型流式细胞仪一般只用于分选。

（一）细胞分选方式

细胞的分选方式有机械式分选、磁珠分选和电荷式分选。流式细胞仪采用电荷分选，是利用给目的细胞加电荷偏转的方式分离细胞，分选效率和纯度高，不易污染，是目前主流的分选方式。流动室中的压电晶体在高频信号控制下产生振动，流过的液流也随之产生同频振动，由喷嘴射出并分割成一连串的小水滴，根据选定的某个参数由逻辑电路判明是否将被分选，而后由充电电路对选定细胞液滴充电，带电液滴携带细胞通过静电场而发生偏转，落入收集器中；其他液体被当作废液抽吸掉。

（二）分选参数

细胞分选的技术指标主要包括分选速度、分选纯度及分选收获率三个方面：

1.分选速度

指每秒可获取目的细胞的个数，目前电荷式分选流式细胞仪最高分选速度可达每秒上万个细胞。

2.分选纯度

指分选出的目的细胞在所获得细胞的占比，一般分选纯度要求99%以上。

3.分选收获率

指获分选的目的细胞占分析样本中原有目的细胞的比例。通常情况下，分选纯度和收获率是一对矛盾，纯度高，收获率低，反之亦然。一旦两个不同细胞紧邻或粘连时，需要在纯度和收获率之间选择，根据需求给予设定，分选时仪器会作出取舍。

进样速度、分选细胞在样本中所占比例、鞘液压力等是影响分选速度和分选收获率的主要因素。细胞进样速度快，分选细胞在样本中所占比例高，鞘液压力大，分选速度就越快。但是细胞进样速度过快，液滴中夹杂细胞就会增加，更多的目的细胞就会被放弃，分选得率就会降低。鞘液压力越大，液流速度越快，细胞在出喷嘴的时候受到的剪切力就大，活性就下降。因此，分选效果应该根据实验的要求调整。

第三节 流式细胞仪的相关管理要求与程序

运用流式细胞仪进行免疫标记分析时，采用适当的方法制备样本的单细胞悬液、选择合理的荧光素标记抗体、检测中执行严格的质量控制程序、保持仪器的正常状态，针对不同的细胞群体进行合理的分析，这些都是获得正确结果的必要前提。

一、样本管理要求

临床检测中，可用于流式细胞分析的样本有血液、骨髓、各种体液（如脑脊液、胸腔积液、腹水）以及人体或动物的组织（如淋巴结、脾、肝）等，在进行抗原标记及检测前，首先要制备单细胞悬液。

（一）样本采集与保存

流式细胞分析除DNA含量相关的分析如细胞循环周期和凋亡细胞检测以外，用于其他目的的标本均应保持细胞活力在最佳状态，因为，细胞表面蛋白的表达、荧光染料的结合部位均与细胞活力相关。细胞活力下降，膜蛋白表达质和量均会改变，细胞活力下降意味着膜结构破坏，荧光染料将渗入细胞膜内，这些都影响检测结果。

1.抗凝剂的选择

血液样本可采用EDTA、ACD或肝素（肝素锂最好）抗凝。如果同一份样本同时需要进行白细胞计数和分类，则选择EDTA抗凝。ACD及肝素锂抗凝样本72小时内细胞是稳定的，EDTA抗凝的样本48小时内细胞是稳定的，但超过24小时将影响细胞活力。骨髓样本优先选择肝素抗凝，不推荐使用ACD抗凝，pH改变会因影响细胞活力，可以使用EDTA，但要在24小时内处理。

其他体液用EDTA、ACD或肝素抗凝均可，样本尽快检测，不宜久置。

EDTA抗凝适用于免疫表型分析，优点是成熟髓性细胞贴壁造成的损失及血小板聚集较小，但细胞散射光特征丢失较肝素抗凝快；肝素抗凝常用于白细胞功能研究，肝素可维持Ca^{2+}和Mg^{2+}在细胞内的生理浓度，而且能更好地保持细胞活性，但它可结合血小板，使其活化和聚集，所以不适合血小板的相关检测。

2.样本保存

样本的完整性和细胞活力与抗凝剂的选择、运输、保存和温度息息相关。理想状态下，样本应在采集后立刻处理、标记和分析。

（1）血液及骨髓：抽取样本后于室温（15~25℃）保存，12小时内处理完毕，若未能及时处理，放置时间超过24小时最好选择肝素抗凝，4℃保存，标记抗体前半小时恢复室温。

（2）体液：抽取样本后室温（15~25℃）保存，注意抗凝，12小时内处理完毕，样本贮存于4℃冰箱时间不宜超过24小时。

（3）各种组织细胞：新鲜采集的样本置于生理盐水或PBS中，如红细胞较多，则可加入少量肝素抗凝，为保持细胞的抗原活性，不宜选取甲醛、乙醇等固定组织；不宜用酶、表面活性剂等处理细胞。

对于只做胞内染色的样本，可固定细胞以长期保存。但此"固定-染色"的方法取决于要分析的抗原特性和染色方式。分析之前一定要设立新鲜样本的对照和验证实验。

（二）样本的处理

1.单细胞悬液的制备

（1）血和骨髓：天然单细胞悬液。当有血凝块时，应用50μm尼龙网过滤，同时进行细胞计数和血涂片以判断靶细胞群体是否仍然存活。

（2）组织块：可使用机械分离、酶消化和化学试剂处理成单细胞悬液。分离不仅是要获得最大产量的单细胞，还要尽量保证细胞结构的完整性和抗原性。大多数淋巴样组织可用轻柔的机械方法快速分离。某些组织由于细胞间连接紧密，需在机械分离的基础上用蛋白水解酶如胰蛋白酶、胃蛋白酶、胶原酶等。骨髓样本亦可能因骨细胞成分污染而需要酶消化。选用蛋白酶要在分散细胞的同时保证目的抗原不受损伤，细胞活力未显著降低。

2.分离靶细胞群体

样本的任何处理方式都可能导致靶细胞群体的丢失，所以应尽可能使用最接近原始样本状态的处理过程。去除红细胞是外周血、骨髓等检体样本进行单个核细胞流式分析的必然步骤。

（1）红细胞裂解：要求操作简单、快，最可能保持原始样本的白细胞分布。溶血剂的选择应基于其选择性去除成熟红细胞而最低程度地影响其他细胞的特点，最好在染色后溶血。若在染色前溶血，须确认抗原性不被溶血过程改变；溶血剂被彻底洗去时，细胞和抗体结合的动力反应未受影响；所用溶血剂不含固定剂，否则会影响细胞活性及表面标记结果。

（2）密度梯度离心：白血病细胞回收较好并可能得到富集，同时去除死细胞，但繁琐、费时。白血病细胞的相对密度较难分析，某些重要细胞群体可能选择性丢失。根据密度梯度原理，若白血病细胞的密度不在分离液梯度密度范围内就可能丢失。所以用此方法时应了解各群细胞特性以防止目的细胞丢失。

3.评估细胞悬液

（1）样本外观：有严重溶血和血凝块的样本可能会有白细胞的损伤以及细胞亚群的丢失或改变，应重新采集标本。

（2）细胞丢失和分布：确认细胞形态和原始样本相似。密度梯度离心之后更应检查细胞分布，可做血涂片判断。

（3）细胞计数和浓度调整：厂家推荐的抗体浓度通常是假定靶细胞数量在正常范围内（$500 \times 10^3 \sim 1000 \times 10^3$/测试抗体）。白细胞数量上的显著变化会影响标记结果，而白血病病人外周血白细胞数量变化很大，骨髓样本也可能被外周血稀释，因此，白血病免疫分型之前必须了解样本的细胞数量，以保证足够的抗体量和足够的细胞数。抗体使用前需认真阅读使用说明书，了解标记方法、缓冲液的条件、抗体与细胞比率范围，实验室若选择不同于厂家推荐的方法（如自己稀释抗体），抗体一定需要进行测试以得到抗体和细胞的最佳比率。

（4）细胞活性：死细胞由于膜结构破坏，抗体和荧光染料会进入细胞内，而细胞膜的泵功能受损或丧失，荧光染料的泵出能力下降，导致异常结果。荧光染料碘化吡啶（PI）7-氨基放线菌素D（7-AAD）或单乙酸乙锭（ethidium monoacide，EMA）都不能自由进入活细胞，在不用破膜剂的情况下，只有死细胞可被染色，在流式细胞分析图中显示阳性，可用于区分死细胞和活细胞。优点是细胞表面标志和活性分析可同时进行，通过设门即可剔除死细胞，尤其适用于高度坏死的样本。样本染色后需固定，应在加固定剂之前洗去多余的染料，以保证区分的是固定前细胞的活性状态。但随着时间延长，染料会在固定的细胞群体重新分配，使死、活细胞的区分变得困难。染色后立刻分析或需分选的样本用7-AAD，对于染色后常规固定并在固定后12小时以上分析的样本，最好用EMA。EMA与死细胞DNA稳定的共价结合保证了长时间固定后仍能很好保持固定前的状态。

（三）荧光标记

流式细胞仪可用于检测细胞表面标记物、胞浆标记物、核内标记物及可溶性成分等，常用的标记或染色方法有：①荧光素偶联抗体，通过抗原抗体反应让目标细胞特异性地带上荧光。②荧光染料/荧光化合物如PI、DAPI等插入核酸链中，CFSE与蛋白质共价结合Annexin V的亲脂特性直接与细胞膜脂质结合FITC检测凋亡。③荧光蛋白如GFP，无须染色直接检测。

免疫荧光标记主要包括直接和间接荧光标记两种方法。间接标记因为有第二次放大和通用二抗，因此，使用范围广，在没有直接标记抗体可用时、抗原表位少的弱荧光样本标记常用。但是，难以多色标记，标记过程复杂、信噪比高，常用的标记如下：

1.细胞膜表面标记

表面抗原分析在流式应用中最广泛，标记步骤也相对简单。大多数细胞分化抗原都在细胞膜上，但由于许多抗原也同时存在于细胞内，所以在细胞表面抗原检测时应特别注意保持细胞膜的完整，以保证检测的准确性。例如细胞内和膜免疫球蛋白重链的临床意义是不同的。检测表面标记必须是未固定的活细胞，一般每管标记（0.5～1）×10^6细胞即可，但若洗涤处理次数多，离心会丢失细胞；乙醇固定也会导致细胞损失；目标细胞在样本中含量少等，都需要相应增加细胞量。检测时通常获取1万～2万个细胞即可满足分析和统计需要。

2.细胞内标记

一些胞内特异性抗原的检测对白血病的免疫分型尤为重要，如末端脱氧核苷酸转移酶（terminal deoxynucleotidyl transferase，TdT）、髓过氧化物酶（myeloperoxi-dase，MPO），胞浆抗原多在抗原名称前加c或Cy表示如cCD_3、cCD_{22}和cIg的表达，而膜免疫球蛋白则以前缀m表示即mIg。胞内染色的关键是使细胞膜穿洞，抗体才能导入胞浆且不影响细胞膜结构的完整，需要固定和破膜的步骤不影响标记蛋白的抗原性和抗体结合能力。

3.胞膜和胞内的同时标记

通常先标记膜抗原再固定，破膜后再标记胞内抗原，最后是DNA标记或染色。固定剂和通透剂对细胞和分析参数都有不同影响，应根据情况选择。每一步染色对荧光素的选择和抗体的选择都很重要，如用于表面标记的荧光素应尽量不受随后的固定和破膜所影响，而胞内标记所用的荧光素应足够小，便于穿透至胞内。

（四）荧光抗体的选择

用于流式细胞检测的抗体，选择方式有：

（1）根据流式细胞仪检测的通道数（由激光器种类、数量和使用的光学滤片）选择。

（2）根据抗原表达强弱选择，不同的荧光素波长不同，高表达的抗原可用不太"亮"（波长较短）的染料，表达低的抗原用更"亮"（波长更长）的荧光素。

（3）选择荧光波谱重叠较小的荧光染料组合，同时需要正确调节补偿。这在临床样本检测中尤为重要。

1.选择抗体组合的基本原则

（1）用作筛选的抗体组合抗体谱应足够宽，能够覆盖样本中所有谱系。抗体的种类越多，提供的信息越多，检测特异性也越高。由于白血病细胞谱系抗原的异常表达或表达缺失，因此，往往需重复选择同一抗体不同荧光标记。

（2）抗体的选择还应能够区分正常和异常细胞，正常细胞可作为实验的内对照，使异常细胞的表达比例更准确。如用CD_{45}区分正常和幼稚细胞，尤其在幼稚细胞含量少时优势更明显。

（3）应同时考虑荧光强度和表位密度。对抗原表位表达少的蛋白应尽可能选择发射波长的荧光染料。必要时通过检测细胞活性，排除死细胞的非特异干扰。

实验人员应了解所用抗体代表的细胞谱系以及与特定荧光素结合后的染色模式。相同的CD编号的不同抗体，由于抗体特性和识别的抗原表位不同而会有不同的结合模式和表达比例。

2.常用的方案

临床上白血病免疫分型时，常遇到多种抗体组合的问题，一般情况有大而全的抗体组合和分步标记两种方案。前者能够一次性全面了解抗原表达，无须再次标记、检测，省时，但费用高。后者先参考临床、血液分析和骨髓涂片细胞形态学等得出的初步诊断，针对性地选用抗体，获得谱系初步判断，再采用特异性更高的二线抗体组合，这种方法经济、但较耗时。各实验室需根据临床和实验条件灵活选用。

二、仪器管理相关要求

（一）流式细胞仪主要技术指标

1.荧光灵敏度

流式细胞仪能检测到的最少荧光分子数即为荧光灵敏度。灵敏度的高低是衡量仪器检测微弱荧光信号的重要指标，一般以能检测到单个微球上最少标有

FITC或PE荧光分子数目来表示，一般现在FCM均可达到<600个荧光分子数。

2.仪器的分辨率

分辨率是衡量仪器测量精度的指标，通常用变异系数CV（coef-feient of variation）值来表示：$CV = d/m \times 100\%$（d为分布的标准误差，m为分布的平均值）。

CV值越小则曲线分布越窄、越集中，测量误差就越小。一般的FCM在最佳状态时CV值<2%。CV值的计算，除采用以上计算公式外，还可以用半高峰宽计算。半高峰宽指在峰高一半的地方量得的峰宽，m代表峰顶部的荧光道数；它们与CV值的关系式为：$CV = 半高峰宽/m \times 0.4236 \times 100\%$。上述公式是建立在正态分布基础上，而实际情况往往是非对称图形，故采用半高峰宽所计算得到的CV值要明显小于前公式得到的CV值，实际工作应加以注意。

3.FSC检测灵敏度

前向角散射光检测灵敏度是指能够测到的最小颗粒大小，目前新型的流式细胞仪可以测量到$0.2 \sim 0.5\mu m$。

4.细胞分析速度

细胞分析速度以每秒可分析的细胞数来表示。当细胞流过光束的速度超过FCM仪器响应速度时，细胞产生的荧光信号就会丢失，这段时间称为仪器的死时间（dead time）。死时间越短，仪器的数据处理越快，一般可达3000~6000个/秒，一般分析型仪器的分析速度为10000个细胞/秒，高速分选型仪器的分选速度可达每秒10万个细胞。

（二）仪器的日常使用及维护保养

1.人员培训

仪器使用前需做好相关操作人员的培训工作，包括样本采集、运送、处理、保存、单细胞悬液的制备、单克隆抗体的选择及与细胞结合的比例、细胞活性的检测、细胞表面标记、细胞内标记、膜和胞内同时标记，让使用者了解和掌握每一个影响检测结果的因素和环节。

2.仪器的日常操作

经培训合格的检测人员在仪器的日常使用中应根据标准操作规程（standard operation procedure，SOP）做好仪器开、关机，日常维护保养和仪器状态监测工作并做好记录。

（1）仪器状态监测：包括开展室内质控监测仪器的稳定性、参加室间质量评价监测仪器的正确性以及进行仪器比对监测检测结果的可比性。未参加室间质评计划的仪器、同一实验室有两台以上的仪器均应做仪器间比对，至少每半年进行一次。两仪器比对时应使用配套检测试剂、质控品和校准品，进行规范操作。

（2）检测结果的审核：具有报告审核资质的检验人员要结合仪器散射光和荧光信号的光电倍增管电压、增益、颜色补偿等参数的设定以及对照、设门、样本等情况和病人信息综合考虑，审核并发出报告。

对照的设置有：未标记荧光的细胞作为空白对照，用于去除被流式细胞仪检测到的细胞自身荧光（自发荧光），也即背景荧光，避免假阳性。已知、已使用过证实为阳性的抗体作为阳性对照，用于确定荧光抗体有效，但并不是每次分析时都必须设置，在使用新的或者存储时间较长的荧光素抗体时需设阳性对照。单荧光标记对照，两色以上的多色标记需设置每一种荧光的单一标记对照，用于调节补偿。

流式结果中的荧光强弱是一个相对值，光电倍增管电压越大，电子信号越强；反之越弱，通过调节电压，使阴性对照管的荧光强度处于阴性的位置。

（3）仪器日常保养及故障处理：应严格按照仪器操作规程对仪器进行日常维护保养，必要时由厂家工程师进行特殊的维护保养。

（三）仪器校准及验证

根据仪器使用情况以及法规和标准等要求制定仪器校准计划，校准包括流路的稳定性、光路的稳定性、多色标记荧光颜色补偿、光电倍增管转换的线性和稳定性。标准微球已成为流式质控中常用的校准品。

审核人根据校准计划对校准后的仪器和校准报告进行核查并签字确认，校准报告需附有校准时检测结果的原始数据。

第七章　生化分析仪设备的管理

第一节　生化分析仪概述

生化是生物化学的简称，而临床所称的生化实际上是临床化学的简称。生化分析仪，顾名思义是采用化学分析方法对临床标本进行检测的仪器，其检测的范围十分广泛，有小分子的无机元素，如临床上经常测定的钾、钠、氯、钙离子等；有小分子的有机物质，如葡萄糖、尿素、肌酐等；有大分子物质，如蛋白质等。因此生化分析仪是临床诊断常用的重要检测仪器之一。它是通过对血液和其他体液的分析测定各种生化指标，如肝功能、肾功能、心肌酶、葡萄糖、胰腺功能等，同时结合其他临床资料进行综合分析，来帮助临床医生进行疾病的诊断及鉴别诊断，监测临床治疗效果。

一、生化分析仪的发展史

生化分析仪器的发展十分迅速，仪器和分析方法的更新速度较快，它的发展大大促进了临床化学的发展。因此，从生化分析仪器发展的历史就可以看到检验医学的发展足迹（表7-1）。

表7-1　生化分析仪的发展简史

年代	代表性设备及简介
1957年	由美国医师Skeggs等设计，Technicon公司生产出第一台单通道、连续流动式自动分析仪，它是生化自动分析仪的先驱，是当时主要的自动生化分析仪
1960年	自动稀释器诞生，生化分析仪器发展的初级阶段

续表

年代	代表性设备及简介
1964年	由Skeggs设计，美国Technicon公司生产出了连续多通道自动分析仪（sequential multiple analyzer，SMA）系列，一份样本可同时测定不同的项目
70年代中期	连续流动式自动化分析仪SMAC，由电子计算机控制，分析速度快
20世纪80年代	分立式（discrete）、离心式（centrifuge）、干化学（多层涂膜技术，multilayer film-slide technology）式等类型逐渐取代连续流动式
80年代后期至90年代初期	固相酶、离子特异电极和多层膜片的"干化学"试剂系统，开创了即时检验（床旁检验）仪器开发的新纪元
1995年	模块式分析系统，管理方便，分析效率高
21世纪	高检测速度、高度自动化、多功能组合的大型生化分析仪器以及流水线广泛使用，如贝克曼、日立、罗氏、西门子等，标志着检验医学发展的新高度

如今人们对健康的关注意识更加强烈，日益倍增的检验项目和检验标本的数量与有限的医疗服务资源之间的矛盾是亟须解决的问题。使实验室流程简单化、自动化是解决该问题的最好方法。

目前国内大部分实验室已应用了自动化系统（laboratory automation system，LAS），它具有缩短TAT、保持TATs的一致性、减轻工作负担使人员结构更好地分配以及更好地保证检验人员的安全等优点。它的基本组成包括：

（1）标本传送系统或传送带，负责标本转运的移动机器人。

（2）标本处理系列，如标本的自动识别、离心、揭盖、分装。

（3）自动分析仪。

（4）分析测试过程控制软件包括分析控制软件和结果处理的实验室信息系统（laboratory information system，LIS）。

（5）标本的储存单元，可实现大容量标本的存储、标本的获取以及标本的在线复查。

可以预测在不久的将来，绝大部分检验项目将采用非损伤性生物传感器的检测方法。样品、试剂和信息的传送将进一步用计算机控制的最佳自动传递方式进行。检测项目、样品数量、病人与样品核对等样品前处理阶段均用电子信息的方法控制，而且可根据病情需要确定发报告的时限。试剂和质控品的配制，都将由机器人以现配现用的方式即时配制，从而实现全实验室自动化（total laboratory automation，TLA）。由此，可节省大量的人力，检验科的专业人员将致力于计算机所不能完成的工作和新项目的开发上。

二、生化分析仪的种类

目前已很难对繁多的不同功能的生化分析仪进行分类，因为任何分类都可能以偏概全，一般可按以下分类：

（一）根据仪器自动化程度

根据仪器自动化程度的高低分为全自动和半自动两大类。

1.半自动生化分析仪

多半还要靠手工完成样品及反应混合体递送，或是人工观测及计算结果，一部分操作则可由仪器自动完成，特点是体积小，结构简单，灵活性大，价格便宜。

2.全自动生化分析仪

从加样到加试剂、去干扰物、混合、保温反应、自动监测、数据处理及实验后的清洗等，全过程完全由仪器自动完成，由于分析中没有手工操作步骤，故主观误差很小，且由于该类仪器一般都具有自动报告异常情况、自动校正自身工作状态的功能，因此系统误差也较小，给使用者带来很大方便。

（二）按反应装置的结构

按反应装置的结构分为连续流动式、分立式和离心式三类。

1.连续流动式

在微机控制下，通过比例泵将标本和试剂注入连续的管道系统中，由透析器使反应管道中的大分子物质（如蛋白质）与小分子物质（如葡萄糖、尿素等）分离后，样品与试剂被混合并加热到一定温度，反应混合液由光度计检测、信号被放大并经运算处理，最后将结果显示并打印出来。由于不同含量的标本通过同一管道，前一标本不可避免会影响后一个标本的结果，这就是所谓的携带污染，这已成为制约此系统应用的一个重要因素。这常见于第一代生化分析仪，在大型仪器上较少使用。

2.离心式

先将样品和试剂分别置于转盘相应的凹槽内，当离心机开动后，受离心力的作用，试剂和样品相互混合发生反应，经适当的时间后，各样品最后流入转盘外圈的比色凹槽内，通过比色计检测。在整个分析过程中，不同样本的分析几乎是同时完成的，又称为"同步分析"，因此它的分析效率较高。

3.分立式

目前临床实验室所用的大部分分析仪都属于此类。其特点是模拟手工操作的方式设计仪器并编制程序，以机械臂代替手工，按照程序依次有序的操作，完成项目检测及数据分析。工作流程大致为：加样探针从待测标本管中吸入样品，加入各自的比色杯中，试剂探针按一定的时间要求自动地从试剂盘吸取试剂，也加入该比色杯中。经搅拌棒混匀后，在一定的条件下反应，反应后将反应液吸入流动比色器中进行比色测定，或者直接将反应杯作为比色器中进行比色测定。由微机进行数据处理、结果分析，最后将结果显示并打印出来。

（三）按同时可测定项目

按同时可测定项目分为单通道和多通道两类，单通道每次只能检验一个项目，但项目可更换；多通道可同时测定多个项目。

（四）按仪器复杂的程度

按仪器复杂的程度及功能分为小型、中型和大型三类。小型一般为单通道，中型为单通道（可更换几十个项目）或多通道，常同时可测2~10个项目，有些仪器测定项目不能任意选择，有些可任意选择，大型均为多通道，仪器可同时测10个以上项目，分析项目可自由选择。

（五）按分析系统开放程度

按分析系统试剂是否开放，分为封闭系统和开放系统。

（六）按反应方式

按反应方式分为液体和干式生化自动分析仪。所谓干式是把样品（血清、血浆或全血及其他体液）直接加到滤纸片上，以样品作溶剂，使反应片上试剂溶解，试剂与样品中待测成分发生反应，在载体上出现可检测信号，测定该信号的反射光强度，得到待测物结果。干片式完全革除了液体试剂，均为一次性使用，故成本较贵，但非常环保，存在很大的发展空间。干化学分析仪目前多用于急诊和床旁检验。

（七）根据各仪器之间的配置关系

根据各仪器之间的配置关系分类可分为单一普通生化分析仪和附加式或组合式分析仪。附加式分析仪就是把具有特殊功能的分立式任一分析仪附加在一起，节省了控制系统、显示系统和结果处理系统，把一台仪器变成一个实验室；组合式分析仪就是把功能相同或功能不同的各种大型生化分析仪组合在一起，用同一计算机控制，共同处理标识样品，测定后共同显示和处理结果，使测定统一化，方便管理。

第二节　生化分析仪的基本结构

一、普通生化分析仪的基本结构

（一）加样系统

加样系统一般包括样本装载和输送装置、试剂仓、样本取样单元、试剂取样单元、探针系统和搅拌混匀装置等。

1.样本装置和输送装置

进样系统一般可分为三种。

（1）样本盘：即放置样品的转盘，有单圈或内外多圈，单独安置或与试剂转盘或反应盘相套合，运行中与样品分配臂配合转动，有的采用更换样品盘，分工作和待命区，其中放置多个弧形样本架作为转载台，仪器在测定中自动放置更换，均对样品盘上放置的样品杯或试管的高度、直径和深度有一定的要求，有的需要专用的样品杯，有的直接用采血试管。

（2）传送带或轨道式进样：即样本架不连续，常10个为一架，靠步进马达驱动传送带，将样本架依次装载，再单架逐管横移至固定位置，由采样针采样。

（3）链式进样：试管固定排列在循环的传送链条上，水平移到采样位置。

2.试剂仓

主要是用来储存试剂的，多数仪器将试剂仓设为冷藏室，配备有单独的电源，将温度保持在2～8℃以提高在线试剂的稳定期。试剂仓与反应转盘相连，当主机电源关掉后，试剂仓仍能正常冷藏保温。

从结构上来看，试剂仓有单试剂仓和双试剂仓之分。不同型号的仪器试剂仓储存不同试剂的种类多少不同，一般可有20～60种。工作速度较快的，一般配备有大容量试剂盒可供选择。冷藏仓的冷藏温度为2～8℃，效果比冰箱要差，试剂开盖后的稳定性也不一样，因此试剂作用过程中需注意其稳定性，对使用量较少的试剂尽量选用小容量的试剂盒。试剂盒的位置须预先设定，使用过程中放置在固定位置；有条形码装置的仪器可放置在任意位置，自动识别。

3.样本取样单元

由取样臂、采样针、采样注射器、步进电机（或油压泵、机械螺旋传动泵）组成。采样针和采样注射器是一个密封的系统，内充去离子水形成水柱。加样量由步进电机精确控制，通过推进或缩回活塞，使密封系统内的水柱上下移动来达到吸取样本和将样本注入反应杯的目的。目前有的全自动生化分析仪每个步进可达 $0.1\mu L$（即最低加样量）。为了防止样本间的交叉污染，采样针在吸取新的样本时，先吸入一定量的空气，使样本和密封系统内的水隔离，同时吸取比实际需要更多的量，待一个样本加完所有的测试项目后，采样针内空气柱和剩余样本被采样注射器内的水柱冲出，然后清洗采样针内外后方进行下一样本的吸取。

4.试剂取样单元

试剂取样单元的结构组成与样本取样单元基本相同。试剂冷藏室试剂臂中有加温装置。双试剂仓则有两套试剂取样单元。

试剂采样针通过指令吸取液体试剂。为防止交叉污染，试剂针吸取试剂的量也比实际需要量大，注入反应杯时，则剩余一定量的试剂，在加另一部分试剂时被弃去。

5.探针系统

探针系统是控制采样针动作的结构，实际上包含在样本和试剂取样单元中，由于其原理独特，因此在这里单独进行介绍。

探针包括样本针或试剂针，通过密封的活塞进行工作，具有气密性好、加样精度高的特点。目前试剂探针的最低加样量可达1μL，样本最低加样量为0.1μL。最低加样量是评价分析仪器基本性能的重要指标之一。

现在分析仪多使用智能化的探针系统，具有液面感应功能，可保证探针的感应装置到达液面时自动缓慢下降并开始吸样，下降高度则是根据需要吸样量计算得出。目前最新的智能化探针系统还具有防堵塞功能，即能自动探测血样或试剂中纤维蛋白或其他杂物堵塞探针的现象，并可通过探针内压感受器对堵塞物进行处理。当探针堵塞时，会移动到冲洗池，探针内含有强压水流向下冲，以排除异物；通过探针阻塞系统报警，可跳过当前样品，进行下一样品的测定。同时防碰撞保护功能可使探针遇到各方向的高力度的碰撞后自动停止，以保护探针。

6.搅拌混匀装置

搅拌混匀装置是指在样品与试剂加入反应杯中后将其迅速混合均匀的装置，其目的是更好更快地测定其反应体系的吸光度变化。混匀的方式有机械振动和搅拌。前者常引起反应液外溢和起泡，导致吸光度测定不准确，引起检测结果不精确。目前先进的自动分析仪采用新的搅拌系统。采用独创的四头双回旋式双重清洗搅拌棒，搅拌棒表面采用不粘涂层，不粘异物，无携带污染。采用的分步回旋技术较之传统技术具有更快速、更高效、更干净、更彻底的特点，使测试更精确，搅拌棒也无须维护保养。

（二）清洗系统

目前的自动生化分析仪器多采用新的冲洗系统，即激流式单向冲洗和多步骤冲洗。样品、试剂探针的冲洗采用全新的"激流"（瀑布）式单向冲洗池，水流为从上到下的单向冲洗，将探针携带的污物冲向排水口，冲洗干净彻底，提高了测试的准确性，更好地防止了交叉污染。清洗系统一般包括负压吸引装置、清洗管路系统、废液排出装置。

1.负压吸引装置

清洗系统清洗液的吸入和排出依赖于仪器内部的真空负压泵的正常工作。真空负压泵通过一个负压阀将空气排出造成一定的负压，清洗系统清洗液依赖负压定量吸入到比色杯，清洗完毕后尽可能地抽吸干净。

2.清洗管路系统

仪器的管路都由优质塑料软管制成。大型生化分析仪器的比色杯清洗系统一般都有两套，同时工作以提高效率，包括浓废液、清洗液以及清水均由塑料管吸入或排出。纯水机内的纯水通过一个粗管进入生化仪，然后分流到样本和试剂探针注射器、样本和试剂探针及搅拌棒冲洗池、比色杯清洗系统等；另外，酸性或碱性清洗液通过管路吸入到比色杯中；冲洗池和比色杯清洗后的废水通过管路流到生化分析仪器外。

3.试剂探针的清洗

如果一个项目的测定与另一个或几个项目的测定试剂有交叉影响，可将有影响的项目登记到试剂探针清洗项的选框中，然后设定所需的探针清洗液（水、酸性清洗液、碱性清洗液或特殊清洗液）。生化分析仪器分析时自动回避有影响的分析项目，利用无影响的检测项目穿插在有影响的项目之间。在确定无法回避的情况下，在两个有影响的项目之间清洗试剂探针，以此提高分析的准确性，但这样处理会降低分析速度。

4.反应杯的清洗

当试剂间的影响涉及反应杯时，可登记有影响的试剂名称及所需的清洗液。

先进的生化分析仪多采用温水按步骤自动冲洗反应杯，使用更新的抽干技术，每次冲洗后遗留水量少于1μL，然后进行风干，使反应杯冲洗更干净、彻底，防止项目间的交叉污染。为了不影响测定速度，反应杯实行分组清洗，即测定与冲洗同步进行，随时准备好测定使用的反应杯。

5.样品探针的清洗

设置此项后，探针在吸取样品前快速清洗，可根据不同的检测项目选用合适的清洗液。清洗液分为酸性和碱性两种。自动生化分析仪一般都配备两个清洗液通道，还在仪器内部安装清洗液储液箱。清洗液用于反应杯的清洗，通过管道吸入，再和水按一定比例稀释后加入反应杯，停留一定时间再通过清洗装置吸走。

（三）温浴系统

分析仪一般设有30℃和37℃两种温度（以固定37℃多见）。温度对测定影响很大，尤其是酶类的测定，因此要求温度波动范围控制在±0.1℃。

1.水浴式恒温

即在比色杯周围充盈有水。水浴式恒温装置可以将反应温度控制在37.0℃±0.1℃的水平，测定期间恒温水浴不断循环流动，通过恒温水的导电性保持恒定的水浴量，通过温控装置保持水温恒定水平。水浴恒温的优点是温度均匀稳定；缺点是升温缓慢，开机预热时间长，因水质（微生物、矿物质沉积等）影响测定，因此要定期换水和反应杯。为了加热均匀和防止变质，往往要设置电机循环转动和添加防腐剂。水浴槽内也容易沉淀积土，需要定期手工清洗，一般每月清洗1次。

2.空气浴恒温

即在比色杯与加热器之间隔有空气。恒温系统突破性地采用氟利昂为反应槽恒温。反应杯放置在内部密封有氟利昂的金属环上，机内专设一块温度控制电路板，控制反应恒温，使反应盘内的温度始终保持在目标温度的±0.1℃温差范围内。优点是升温迅速，恒温可靠，无须保养；缺点是温度易受外界环境影响。

3.恒温–循环间接加热法

这是新近发展起来的最先进的恒温方式，集干式空气浴和水浴的优点于一身，在反应杯周围循环流动一种无味、无污染、不变质、不蒸发的恒温液。恒温液为热容量高、蓄热量强、无腐蚀的液体，使恒温均匀稳定。反应杯与恒温液间有1mm的空气狭缝，恒温液通过加热狭缝的空气达到恒温。这种技术既有水浴恒温温度稳定、均匀的优点，又具有空气浴升温迅速、无须维护保养的优点。

（四）检测系统

分析仪的检测系统由光学系统、分光装置、比色杯和信号检测系统4部分组成。由光源发出的光（复合光），透过比色杯进入仪器的入射狭缝，由光学准镜准直成平行光，再通过分光装置色散成不同波长的单色光，不同波长离开分光装置的角度不同，由聚焦反射镜成像于出射狭缝，再由检测器接收光信号转换成电信号进行检测。

1.光学系统

包括从光源到信号接收的全部路径。

（1）光源：自动生化分析仪的光源多采用卤素灯和闪烁氙灯。理想的光源应在整个所需要的波长范围内具有均匀的发光强度，它的光谱应该包括所用的波长范围内所有的光，光的强度应该足够大，并且在整个光谱区中，其强度不应随波长的改变有明显的变化。

①卤素灯：一般是卤素钨丝灯，是在灯泡内加入适量的卤化物而制成的。其灯壁多采用石英式高硅氧玻璃，卤素灯有比较强的发光效率和较长的寿命。主要原因是卤素灯中，钨蒸气在靠近灯壁的低温区与卤素相结合，生成了挥发性的卤化钨气体。由于有卤钨循环及钨再生，大大减少了钨在灯泡内壁的沉积，不但延长了灯泡的寿命，还提高了灯泡的性能。其寿命在1000~5000小时以上。卤素灯的工作电压为12~36V。目前多数分析仪采用这种光源，工作波长范围325~800nm。

②高压闪烁氙灯：高压闪烁氙灯有专门的一块电路板为其提供120~1500V的高压触发脉冲，它不用灯丝，内部充有惰性气体——氙气，灯内的正、负极在高压脉冲触发下短弧放电，使灯发出在可见光波段内能量比较均匀的光。氙光源灯的最大特点是低波长的能量高，可检测部分需紫外光检测的项目，一次闪烁发出的能量比较均匀。但氙灯的价格较为昂贵。少数分析仪使用这种光源，工作波长范围是285~750nm，24小时待机，可工作数年。

（2）分光方式：可分为前分光和后分光。传统分光普遍采用前分光技术，现代自动生化分析仪普遍采用后分光技术。前分光指的是根据不同波长需要，先将光源灯用滤光片、棱镜或光栅分光，取得单色光之后再照射到比色杯，再通过光电池或光电管作为检测器，测定样品对单色光的吸光度。后分光技术是将一束白光（混合光）先照射到比色杯上，通过后再经分光装置分光，被各个波长同时接收，用检测器检测任何波长的光吸收量。后分光技术主要是针对光栅分光的。

后分光技术较之前分光技术具有以下优点：

①同时选用双波长进行测定，大大降低了噪声。

②光路中无可动部分，无须移动仪器的任何部件。

③通过双波长或多波长测定可有效地抑制浑浊、溶血、黄疸对结果的影响。

④双波长或多波长可有效地补偿电压波动的影响。

总之，后分光技术能使测定结果更加准确、稳定、可靠，大大优于前分光技术。

2.分光装置

分光装置包括干涉滤光片和光栅两种。

（1）滤光片式分光装置：光学干涉滤光片是建立在光学薄膜干涉原理上的精密光学滤光器件。光学干涉滤光片有插入式和可旋转的圆盘式两种。插入式是将需用的滤光片插入滤片槽内，一般用于半自动生化分析仪；可旋转圆盘式是将仪器所配备的滤光片安装于一圆盘中，使用时旋转圆盘定位所需滤光片即可。干涉滤光片的优点是价格便宜，但使用时间久了容易受潮霉变，引起波长偏差，影响检测结果的准确性，尤其是340nm的滤光片受影响最大。由于酶测定多采用340nm，因此使用干涉滤光片对酶测定影响最大。干涉滤光片在全自动生化分析仪中使用较少，但在半自动生化分析仪中应用普遍。

（2）光栅式分光装置：光栅是衍射光栅的简称，它是利用光的衍射原理进行分光的。光栅起到将入射的自然光或复色光分解成一系列光谱纯度高的不同波长的单色光的作用。

光栅可分为全息反射式光栅和蚀刻式凹面光栅两种。全息反射式光栅是由激光干涉条纹光刻而成的，是在玻璃上覆盖一层金属膜，有一定程度的相差，而且金属膜容易被腐蚀。新近发展起来的无相差蚀刻式凹面光栅是将所选波长固定地刻制在凹面玻璃上，1mm可以蚀刻4000~10000条线，波长精确，半宽度小，使检测线性提高，而且有耐磨损、抗腐蚀、无相差等优点，最多可以同时采用固定的12种波长，好于传统的全息反射式光栅。既可色散，也能够聚光，检测吸光度线性范围达0~3.2；光栅使用寿命长，无须任何保养，结合后分光技术大大降低了因多次反射和折射所产生的杂散光的干扰；降低了光学部件出现的故障，并使体积缩小，提高了测定精度。

光栅分光较干涉滤光片有明显的优点，特别是采用340mm波长测定酶类结果更加稳定可靠。光栅广泛应用于全自动生化分析仪。近年来一些半自动生化分析仪也逐渐使用光栅作为分光器。

3.比色杯

是标本与试剂混合进行化学反应的场所，也称反应杯，一般都采用塑料比色杯和硬质玻璃比色杯或石英杯。目前的自动生化分析仪都使用硬质玻璃比色杯或石英杯，具有透光性好、容易清洁、不易磨损、使用时间长、成本低廉的优点。

4.信号检测器

是光电信号转换装置，其作用是接收从分光装置射出的光信号并转换成电信号进行测量。

既往光度分析的检测器采用光电管和光电倍增管。光电管是一个真空或充有少量惰性气体的二极管。光电倍增管（photo multiplier tube，PMT）是灵敏度极高、响应速度极快的光探测器。光电管、光电倍增管通常易受其他电磁波的干扰而影响测试结果。现代大型的自动生化分析仪多采用光信号数字直接转换技术，大大减少了来自其他仪器、电机或电源等的噪声对信号的干扰，提高了检测的精度和可靠性，并保证了超微量检测时数据的稳定性。数字信号由光导纤维传导，无衰减和干扰。

（五）计算机控制系统

计算机是自动生化分析仪器的"大脑"，是仪器的主要部件。分析仪器自动化程度的高低、精密度、准确性良好与否，差错多少及每小时检测次数等均与计算机的设计有关。自动生化分析仪器在计算机的控制下具有以下功能：通过条形码识读系统自动识别样品架及样品编号，识别试剂及校准品的种类、批号和失效期，有的还可识别校验校准曲线等信息根据计算机的操作指令自动完成吸加样品和试剂、样品和试剂的反应、恒温调控、吸光度的检测、清洗、数据处理、结果打印、质量控制等。

自动化分析仪的数据分析都通过仪器中微处理机与LIS进行联网管理。结果一经审核确认就可以发送到医院信息系统（hospital information system，HIS）中，临床医生在医生工作站就可以直接看到结果，快速方便。

二、干式生化分析仪的基本结构

与普通的全自动生化分析仪一样，干式生化分析仪的主要结构包括：样品加载系统、干片试剂加载系统、孵育反应系统、检测系统和计算机系统。与传统的"湿化学"全自动生化分析仪相比，干式生化分析仪最主要的结构特点表现在干片试剂和检测器两个部分，现在介绍如下：

干式生化分析仪干片最主要的功能就是携带试剂和提供反应场所，所以最简单的干片就是包含支持层和试剂层的二层结构，在此基础上增加样本过滤层后即为三层结构的干片，其中，最完善的干片为多层涂膜技术，它以Kubelka-Munk理论为主要的分析原理，由于具有完善的功能分层，在检测性能方面，其定量的准确度和精密度已经可以与常规湿化学媲美。

在检测系统方面，干式生化分析仪的大部分检测项目（蛋白类、代谢产物、酶类等）均采用反射光度法，对于钾离子、钠离子、氯离子等基于离子选择电极法的检测项目，则采用差示电位法。下面将重点介绍这两种干片的结构及检测原理：

（一）基于反射光度法的多层膜

应用涂层技术制作的多层膜干片一般包括5层，从上至下依次为：渗透扩散层、反射层、辅助试剂层、试剂层和支持层。

（1）样品扩散层：由高密度多孔聚合物组成，其特点是能够快速吸附液体样品并使之迅速、均匀地渗透，并阻止细胞、结晶和其他小颗粒物质透过，也可以根据分析项目的需要而设计，让蛋白质等大分子物质滞留。事实上，经过样品扩散层的过滤后，进入以下各层参与反应的基本上是无蛋白滤液。

（2）反射层：也称为光漫射层，为白色不透明层，下侧涂布反射系数大于95%的物质，如TiO_2、$BaSO_4$等，可有效隔离样品扩散层中有色干扰物质，使反射光度不受影响，这是其抗干扰的能力强的物质基础；同时这些具有高反射系数的光反射物质也给下面各层提供反射背景，使入射光能最大限度地反射回去，以减少因光吸收而引起的测定误差。

（3）辅助试剂层：主要作用是去除血清中的内源性干扰物，从而使检测结果更加准确。如在辅助试剂层固定维生素C氧化酶，用来消除血清中维生素C对H_2O_2的还原作用。

（4）试剂层：又称为反应层，由亲水性多聚物构成，该层固定了项目检测所需的部分或全部试剂，使待测物质通过物理化学反应或生物酶促反应发生改变，产生可与显色物结合的化合物，再与特定的指示系统进行定量显色。在试剂层中，不同的分析干片的试剂成分各异。

（5）支持层：为透明的塑料基片，主要起支持作用，并允许入射光和反射光完全透过。

以上基本结构是干化学多层膜试剂载体最常见的类型，除外钾离子、钠离子、氯离子等需用电极法测定的项目，如葡萄糖、尿素等检测干片均由上述多层膜构成，但会根据各项目的具体特点做针对性的改动。

（二）基于差示电位法的多层膜

K^+、Na^+、Cl^-等无机离子测定采用差示电位法的多层膜干片结构。

与前述干片不同的是，其包含两个离子选择电极，每个电极均由5层组成，从上至下依次为离子选择膜、参比层、氯化银层、银层和支持层，两个电极以盐桥相连。两个离子选择电极分别为样品电极和参比电极。测定时在样品电极侧加入待检样本，参比电极侧加入已知浓度的配套参比液，这样在两个电极间就会出现电位差，电位计用来测量两个电极间的电位差，由于参比液中的离子浓度是已知的，所以可以通过电位差计算出待测组分的浓度。

除前述两种多层膜系统外，还有基于抗原、抗体反应的多层膜干片，它基于竞争免疫反应原理，主要用于半抗原等的测定，如药物浓度的检测。

第三节　生化分析仪的检测控制及管理

全自动生化分析仪因检测功效高、检测结果较可靠而得到广泛应用。随着人们健康需求的不断增长以及国家医疗卫生事业的蓬勃发展，近20年来医疗机构包括采供血机构也开始陆续引进全自动生化分析仪，并广泛使用其进行相关生化检验，以提高检测效率，保障检测质量，取得较好效果。为了更好地发挥全自动生化分析仪的作用与功效，现对全自动生化分析仪的检测质量控制及管理作一综述。

一、做好全自动生化分析仪的检测质量控制

全自动生化分析仪检测的波长范围一般为340~800nm，常设340nm、

380mm、412nm、450nm、505nm、546nm、570nm、605nm、660nm、700nm、740nm、800nm共12个固定波长，分析方法可达20种或更多，测定项目数可达45～103项，测试速度可为330T/h、360T/h、400T/h、540T/h，最小加样量2μL，最小试剂量20μL，最小反应液量100μL，恒温系统可分别为恒温水浴、恒温气浴、液气双向同步恒温3种，反应盘温度多数为（37±0.1）℃，比色杯有特殊材质硬质比色杯、特种光学塑料比色杯。可检测丙氨酸氨基转移酶、天门冬氨酸氨基转移酶、碱性磷酸酶、总胆红素、直接胆红素、总蛋白、白蛋白、尿素氮、肌酐、二氧化碳结合力、尿酸、总胆固醇、甘油三酯、高密度脂蛋白胆固醇、低密度脂蛋白胆固醇、葡萄糖等。样本类型主要为血清、血浆、尿液、脑脊液等。

科学地运用全自动生化分析仪的结构优势与性能特点做好检测质量控制主要体现在以下方面：

（1）在溶血、黄疸、脂肪浑浊样本等干扰测定时，用双波长检测比用单波长的分析效果好，而且不影响检测灵敏度。

（2）双试剂法由于孵育时间长，防干扰能力强，可提高工作试剂的稳定性和检测准确性，液体型双试剂除了使用更方便，还具有提高检测的重复性作用。

（3）仪器恒温可靠，可使样品与试剂的反应稳定完全，对保证检测数据的准确性与重复性有益，检测结果更可靠，其中水浴恒温式比空气浴恒温式温度更稳定。仪器的结构优势与性能特点还包括单项与多项质控线性定标、质控、监控、维护、远程维护模块的应用、加样针与试剂针漏液监测、反应盘与试剂仓温度监测、气压与水压检测、质控数据和质控图等信息记录及统计、故障报警、异常结果报警、杯空白对照、试剂批号的扫码录入与确认、试剂余量查询、加样针智能液面探测与堵针检测、加样针与试剂针冲洗时间设置、数据备份、系统恢复、仪器运行初始化、关机前仪器自动清洗等。此外，仪器还具备急诊快速检测通道设置、质控品专用检测位设置、各类样本的合理排序与准确检测依次运行，以及质控对照随患者样本一起进行检测、设施和控制程序自动化与手动相结合等特点。

二、严格落实受检样品的质量管理

受检样品的质量是影响检测工作质量的重要因素。留取标本的基本原则是保持离体标本质和量的完整性，保持标本完整性的主要方法是保持标本新鲜。衡量标本是否新鲜的简单尺度，是从标本采集到检验所允许的时限。标本越新鲜，交叉污染越低，则检测结果更接近受检者当时的生理或病理实际状况。管理好标本的采集与转运可降低70%的检验差错率。

受检样品的质量受性别、年龄、饮食、药物、环境、情绪、体位、活动状态等许多因素影响，例如直立时的血容量比卧位平躺时减少600～700mL，从卧位到直立时血容量可减少10%左右。长期素食者的尿液偏碱性；维生素B$_{12}$接近缺乏者胆红素则较高；禁食、减肥者的血糖和胰岛素降低，血酮体可明显增高，血清中多种酶的活性增高，严重者还可发生酸中毒；饮酒者发生轻度醉酒时，葡萄糖浓度可增加20%～50%。口服避孕药也可影响许多项目的测定。

血浆的丙氨酸氨基转移酶半衰期为47h。血清中的丙氨酸氨基转移酶在0～4℃时可稳定3d，当存放于−20℃其稳定状态可长于3d；含乙二胺四乙酸盐抗凝剂血浆中的丙氨酸氨基转移酶在室温（15～30℃）或冰箱（2～8℃）中可稳定7d；−25℃以下环境其保存不超过30d，包括质控血清都不能反复冰冻保存。许多生化酶都具有蛋白质特性，存在生理病理性波动。丙氨酸氨基转移酶水平的个体差异也较大，除了心血管、骨骼、肝胆等疾病以及毒物、药物等影响因素外，性别、年龄、饮酒、疲劳、肥胖、剧烈运动等也可影响丙氨酸氨基转移酶水平。正常新生儿丙氨酸氨基转移酶水平比成年人高约2倍；男性普遍高于女性，甚至是女性的4.48倍；18～25岁年龄组，尤其是学生与军人较低，25～45岁年龄组较高。在相关实验设计、检测结果评估及疾病诊断时应注意考虑样本的个体差异以及理化变性等因素。

三、全自动生化分析仪准确性与精密度核心指标的检验与评估

准确性与精密度是衡量所有医用检测仪器设备性能的重要核心指标，并广泛应用于医用检测系统仪器设备的采购前论证、设备验收、维修、日常质控与质量管理、配对资料研究等评估与确认。国际临床化学联合会将准确度定义为分析项目测定值与其"真值"之间的一致性。准确度即真实性、准确性，精密度即分析方法对同一样本产生重复测量相同值的能力。

全自动生化分析仪检测准确度通常利用质控标准品参比、室内及室间质控参比、同质资料配对比较验证，试验标本数至少用40例进行准确度估计，其中包括均数和标准差（standard deviation，SD）比较、结合相关分析、正态性检验、离

群点检测、X-Y散点图、线性回归等综合分析，接受标准为相关系数r≥0.975或r²≥0.95。其中的SD是通过质控标本分析或方法评估实验数据所获得的精密度指标。SD越大说明数据越分散、精密度越差。相关系数愈接近-1或1，说明两个变量直线关系愈密切；相关系数愈接近0，直线关系愈不密切。准确度估计应注意两种方法检测结果或/和诊断结果的比较。

精密度即检测结果的可重现性。仪器检测的精密度评估可采用高、中、低3个浓度质控标准品，对每个水平的质控品与常规标本检测同时进行，分别对高、中、低3个浓度质控品做批内和天间合计测试20次，目前多为按每天每样品测试4次，在5d完成每个质控品的20次检测，计算其SD及变异系数。精密度的好坏通常采用不精密度表示，不精密度通常以变异系数体现。

四、检测过程交叉污染的预防和处理

交叉污染由于受到物理、化学和生物间的干扰作用，可明显影响检测的准确性、精密度，从而增加了检测结果的不确定性，如碱性磷酸酶与淀粉酶对镁离子测试污染率可达10%左右。OLYMPUS平均交叉污染率为0.13%，其中丙氨酸氨基转移酶、总胆红素、甘油三酯的交叉污染率分别为0.01%、0.05%、0。在碱性条件下的反应项目如肌酐苦味酸速率法、果糖胺动力法，因受酸性试剂的影响而反应速率减慢。按自动生化分析仪的检定要求，流动吸收池式仪器的交叉污染率应小于2%。

交叉污染的预防和处理方法包括：

（1）利用多数大中型全自动生化分析仪配置的防交叉污染程序，易污染项目在测定前可设计仪器对加样针或/和试剂针用蒸馏水或超纯水冲洗2次以上。

（2）在仪器项目检测顺序安排时，尽量将有污染的项目隔开，易污染项目测定当中须间隔2~3个非污染检测项目，或者2个有干扰的项目间至少要有1个非干扰项目，在样本编号时最好将被干扰项目置于干扰项目之前。

（3）将具有相同检测原理的项目放在一起，将具有相同酸碱度的检测项目也放在一起，分类隔离，尽量减少标本与试剂或项目间的干扰。

（4）由厂家提供给客户使用的仪器参数、项目的位置安排，建议不要随意更改，防止造成测定结果不可靠。

（5）由于仪器故障引起的交叉污染，必要时应邀请本医院工程师或/和仪器厂家或外包维修公司处理；非经使用部门或检验技术人员许可，不得轻易拆修仪器，以免小故障导致大问题。

五、须注意的其他问题

（一）积极开展室内质控和室间质评活动

室内质量控制是以获得可靠的实验室测定结果为目的，证实测定结果可靠性以及符合规定限制或标准、排除误差的自我监控过程与活动。室间质评即室间质量评价，通常是质量监督管理机构、国内或国际的参比实验室和其他第三方机构采取一定的方法，连续、客观地评价各实验室的试验结果，并发现室内质控不易发现的不准确性，了解各实验室结果的差异，并帮助纠正。两者均对质量管理有益。

（二）每年1~2次的计量检定和厂家校准检查

全自动生化分析仪在使用中会产生损耗，其性能指标、技术参数会随使用时间、工作频率、工作条件或操作不当而变化，运用法定计量技术与设备对仪器进行周期性鉴定，既是国家法规的要求，也有利于发现仪器设备性能的变化及存在问题，并有效处理和纠正。因此，定期与及时地对仪器设备进行校准、维修，根据检查、校准、维修结果提出合理化建议，使仪器设备处于受控状态具有重要意义。

（三）加强人才培养，强化医学检验技术队伍建设

有不少院校医学检验技术专业的生物化学检验实践教学都存在重手工轻仪器的现象，脱离了临床实际，医学检验队伍学历层次偏低，对检验工作喜爱者仅占4.7%，愿意被称为技师者所占比例很低（6.3%），如引导或教育不当，技术人才会愈加短缺，爱岗敬业问题也面临新的考验。有研究表明，仅以行政命令推动知识共享难以获得预期效果，还将损害知识传授者的教学热情，并进一步降低组织对内部知识市场进行投入的可能性。教育培训方面，尤其是医疗设备应用教学，通过以问题为基础的教学法和结合典型案/病例的教学法能较容易实现教学目的。在单位各部门内部形成传、帮、带的良好团队氛围与严谨好学、积极向上

的新风尚，有助于克服业务方面的短板与不足。

（四）仪器安放、环境管理和维护保养

仪器安装水平倾斜度应＜1/200，实验室环境温度一般为[（18～32）±2]℃，相对湿度为40%～80%，仪器离墙＞50cm，使用电压（220±22）V，交流电源频率50/60Hz，仪器接地电阻应小于10Ω，电源板短路负荷＜2A，闸刀开关与配电板负荷为15A，应注意配置不间断电源。仪器与配电盘及给排水设备的距离应＜10m。仪器室内无移动电话、对讲机等电磁干扰，附近无离心机等高频放电电器及大功率电器，以防影响仪器的正常运行。仪器室应清洁少尘，有适当光线与通风透气，无阳光直射，不能用电扇直吹，不能在有硫化氢、亚硫酸氟等腐蚀性气体的场所安装和使用仪器，并且安全设施完善，走廊无障碍。实验室内应有相关的卫生与安全标识。仪器按国家有关规定进行分类编码，关键设备应用唯一性标识。

全自动生化分析仪由于功能多，结构较复杂，维护保养难度较大，要求维护保养人员具有高度的责任心与较好的技能，了解并熟练掌握其性能及结构特点，努力做好各项工作，确保仪器处于长期稳定、性能指标合格、数据安全的良好状态，尤其强调对医用大型设备和关键设备的定期检查、检验、校准、保养、维护，必须达到计/剂量准确、辐射防护安全、性能指标合格等，保障医疗质量安全。

第八章　酶免疫分析仪设备的管理

酶标记免疫分析技术也需要不断发展和完善，不断更新试剂生产技术，改良和研发新型标记物，加强技术环节的质量保证（如抗体改造、标记方法更新等），以及进一步实现检测分析自动化等。同时随着酶、荧光、化学发光、电化学发光等多种标记免疫分析技术的不断完善和发展，以及仪器自动化程度的不断提高，分子生物学等技术的发展，酶免疫分析技术也将朝着多样化、先进的方向发展，如将酶免疫技术与荧光技术或化学发光技术结合形成荧光酶免疫分析（fluorescence enzyme immunoassay，FEIA），化学发光酶免疫分析（chemiluminescent enzyme immunoassay，CLEIA），增强发光酶免疫分析（enhanced luminescent enzyme immunoas-say，ELEIA），采用PCR技术的PCR-EIA分析等，大大提高了酶免疫分析的灵敏度，精确度，缩短了检测时间，使酶标记免疫分析技术成为临床免疫学检验的基本应用技术。

第一节　普通酶标仪

一、工作原理、结构和分类

（一）基本原理和结构

普通酶标仪实际上就是一台变相的专用光电比色计或分光光度计，其基本工作原理与主要结构和光电比色计基本相同。光源灯发出的光波经过滤光片或单色器变成一束单色光，进入塑料微孔板中的待测标本，该单色光一部分被标本吸收，另一部分则透过标本照射到光电检测器上，光电检测器将不同待测标本的强弱不同的光信号转换成相应的电信号，电信号经前置放大，对数放大，模数转换等信号处理后送入微处理器进行数据处理和计算，最后由显示器和打印机显示结果。微处理机还通过控制电路控制机械驱动机构x方向和y方向的运动来移动微孔板，从而实现自动进样检测过程。最初的一些酶标仪则是采用手工移动微孔板进行检测，没有x、y方向的机械驱动机构和控制电路，仪器的结构也更简单。但不同类型酶标仪的工作原理基本上是一致的，都是用比色法来分析抗原或抗体的含量。

　　普通酶标仪在使用滤光片作滤波装置时与普通比色计一样，滤光片既可放在微孔板的前面，也可放在微孔板的后面，其效果是相同的。常用的普通酶标仪光路系统图，光源灯发出的光经聚光镜、光栏后到达反射镜，经反射镜作90°反射后垂直通过比色溶液，然后再经滤光片送到光电管。

（二）酶标仪与普通光电比色计的区别

　　从酶标仪工作原理和光路图上可看出，它和普通的光电比色计有以下区别：

　　（1）盛装待测比色液的容器不再使用比色皿，而是使用塑料微孔板，微孔板常用透明的聚乙烯材料制成，对抗原抗体有较强的吸附作用，故用它作为固相载体。

　　（2）由于盛样本的塑料微孔板是多排多孔的，光线只能垂直穿过，因此酶免疫分析仪的光束都是垂直通过待测溶液和微孔板的，光束既可是从上到下，也可以是从下到上穿过比色液。

　　（3）酶免疫分析仪一般要求样品的体积在250μL以下，一般光电比色计是无法测试的，因此酶免疫分析仪中的光电比色计是一种高级光度计式读数仪，具有检测方便、测量准确、高性能的特性；且测试样品数目多，测试速度快，稳定性好。

　　（4）酶免疫分析仪通常不仅用A，有时也使用光密度OD来表示吸光度。

（三）分类

普通酶标仪有单通道和多通道两种类型。单通道又有自动型和手动型之分。自动型的仪器设有x和y两个方向的机械驱动机构，可将微孔板上的小孔一个个依次送入光束下面测试。手动型则靠手移动微孔板来进行测量。多通道酶标仪是在单通道仪器的基础上发展起来的，一般都是自动型，设有多个光束和多个光电检测器，如8个通道的仪器设有8条光束或8个光源，8个检测器和8个放大器；12个通道的仪器则设有12条光束或12个光源，12个检测器和12个放大器。多通道酶标仪在机械驱动装置的作用下，样品按检测通道数（8或12个）成排进行检测。多通道酶标仪的检测速度快，结构较复杂，价格也较高。普通酶标仪的结构简单，体积小，外观形状类同。

二、主要性能指标

酶标仪的主要性能指标包括标准波长、吸光度可测范围，线性度，读数的准确性，重复性，精确度和测读速度等。优良的酶标仪的读数一般可精确到0.001OD，准确性为±1%，重复性达0.5%。

（一）标准波长

不同厂家生产的酶标仪出厂时配置的标准滤光片的数目和波长不尽相同，常见的波长（nm）的配置组合有405、450、490、655；405、450、492、630；405、450、490、630；405、450、492、550、620、690和340、405、450、620等。

（二）吸光度（A）测量范围

不同型号的酶标仪吸光度（A）测量范围略有不同，一般分别为0～2.5、0～3.0、0～3.2、0～3.5和0～4.0。

（三）重复性

不同机器的重复性不同，同一机器在不同的吸光度测量范围和不同测定波长下的重复性也不同，通常可达到0.5%。

（四）准确度

不同仪器的准确度略有差异，同一仪器的准确度，随吸光度测量范围，以及选择单或双波长测定有所改变。通常准确度达到 ±1% ~ ±2%。

（五）线性度

与测定波长和吸光度测量范围有关，如405nm，A＝0 ~ 3.0，±2%。

（六）测量速度（96孔板）

不同仪器的测量速度有所不同。选择单波长测定时5s、10s、25s、30s不等；选择双波长测定时6s、7s、8s、33s不等。

（七）其他功能

包括是否具有微孔板振动功能和紫外光测定功能等。

三、设备管理

（一）仪器环境注意点

（1）仪器应放置在无磁场和干扰电压，低于40分贝的环境下。

（2）应避免阳光直射以防止设备老化.

（3）操作时环境温度应在15℃~40℃，环境湿度在15%~85%。

（4）运行中操作电压应保持稳定。

（5）操作环境空气清洁，避免水汽，烟尘.

（6）保持干燥、干净、水平的工作台面，足够大的操作空间。

（二）仪器操作注意点

（1）使用加液器加液，加液头不能混用。

（2）尽量配套使用洗板机洗板，这样洗得干净，有效避免交叉污染。

（3）严格按照试剂盒的说明书操作，反应时间准确。

（4）在测量过程中，请勿碰酶标板，以防酶标板传送时挤伤操作人员的手。

（5）请勿将样品或试剂洒到仪器表面或内部，操作完成后请洗手。

（6）如果使用的样品或试剂具有污染性、毒性和生物学危害，请严格按照试剂盒的操作说明，以防对操作人员造成损害。

（7）如果仪器接触过污染性或传染性物品，请进行清洗和消毒。

（8）不要在测量过程中关闭电源。

（9）对于因试剂盒问题造成的测量结果的偏差，应根据实际情况及时修改参数，以达到较为佳效果。

（10）使用后盖好防尘罩。

（11）出现技术故障时应及时与厂家，切勿擅自拆卸酶标仪。

第二节　全自动酶免疫分析仪

全自动酶免疫分析仪绝大多数为多通道型进口设备。国内市场较常见的具有代表性的全自动酶免疫分析仪为全自动、开放式、连续进样、流水线式多批次酶免疫分析系统，适用于各级血站和医院进行血清学指标的ELISA测定分析。自20世纪末至21世纪初陆续有多家厂商生产的全自动酶免疫分析仪在全球上市，并进入中国市场，成为国内大医院的主要检验设备。近十年全自动酶免疫分析仪产品性能不断升级，从第一代已发展至新型第三代，功能逐步强大，操作更趋简便，检测速度快，并开发了先进的中文智能系统。机型包括全自动酶免疫分析一体机和由前处理（4~16通道全自动样本工作站）、后处理（第二代全自动酶免疫分析仪）、机械手（酶标板传递系统）三部分组成的连体机。

一、全自动酶免疫分析仪机型

（一）全自动酶免疫分析一体机

1.加样针

负责样品和试剂的分配，不同厂家的仪器一般均能自动感应液面，检测凝块，边加样边检测，可避免加样携带污染和漏加样。有的仪器可采用固定加样针加样（有TEFLON涂层，＜1ppm）和一次性Tip头加样两种加样方式，无携带污染。有的仪器采用双针加样系统，可以双针检测液面；加样针自动抬起时，流动式清洗加样针的外壁，加样针内部冲洗可以设置为50～2500μL。自行设置样本预稀释的比率和体积，并可进行多次稀释。加样注射器各由一个具有不同分度的步进阀控制，最小取样量可达2μL。加样针可自动装卸Tips头。可按用户要求进行准确、快速的稀释和加样处理，并可避免样品和试剂的浪费。将96个标本分配到微孔板只需4分多钟，试剂分配到96孔微孔板中只需30秒。加样时间为9分钟/96孔板；加试剂时间为2.5分钟/96孔板；仪器自动旋转试管并识别样品管条码，用户也可选择键盘录入方式定义样本。

2.样品盘

独立的可以旋转的样品盘。样品容量有的仪器为240只直径12mm试管，144只直径16mm试管。有的可放置188个样品管和预稀释管、120个加样用Tips头、8个预稀释液、56个对照或标准品。当运行实验时，仪器根据实验要求自动识别样品管、预稀释管、加样头、预稀释液、对照或标准品等数量和位置。有的仪器多样可旋转式，可同时在线工作12项测试。

3.试剂架

试剂位因设备而异、可选试剂用Tips头/固定针加试剂，有的仪器为弹出抽屉式设计、方便用户更换试剂，可将整个试剂架移出，放冰箱保存。

4.孵育器

可温育的板位，独立温控，温度控制范围，可否震荡式孵育等均因机器生产商和型号不同有差异。功能齐全可使反应更加充分，提高检测灵敏度。有的以其独有的加盖孵育，可人工设置，仪器也可根据试验自动加盖，以避免由于长时间孵育造成的液体蒸发，并可避光，使反应更精确。有的仪器每个温育室具有独立的振荡器和温加热器。

5.条码机

有的仪器配置POSID条码扫描器，支持多达22种条码类型，支持条码长度最大32位，扫描试管、微孔板和试剂槽条码，自动识别试管架上有无试管，并可以在加样时自动跳过。同时识别6种不同类型试管；水平、垂直扫描，移动速度400mm/s，在50秒内读取96个试管条码。

6.洗板机

多数仪器为8针或16针洗板头，微板类型可选择平底形板、U形底板；有的机器可存贮多种微孔板尺寸，洗板准确无误；注液量、注液速度和位置可调，注液精度一般<4%；注液量自动检测，堵针自动报警；中心排液、两点排液，排液速度、位置、高度和时间可调，残液量<2μL；有的机器具有震荡功能，频率幅度可调，瓶子都有液面感应，液瓶和废液瓶液量实时监测，自动报警。"交叉吸液"，可使吸液的残留体积<2μL。

7.酶标仪

光源一般为卤素灯或钨灯光源。光度检测器有的仪器为8个固态光电二极管或8通道光导纤维光路系统，也有的仪器采用单通道设计，还有的仪器采用12个测量通道，1个参比通道。均可以使用单，双波长测定。分辨率0.0010D，精确度CV<3%。读板时间、波长范围、测量范围、分辨率、准确度、精密度、线性度和稳定性均优于普通酶标仪。振板功能的频率、幅度、时间可调。定性参数直观全面，定量数学模型多种。

（二）全自动酶免疫分析连体机

1.前处理

多次分配功能，特别适宜多项目组合。具有永久性和使用一次性Tip头2种加样针功能，动态工作台面、连续工作系统；活性平行洗涤工作站（12/24/48针），高速度、无污染；编程自动使用多规格加样头，高精密度、高质量。基本速度指标包括读条码、洗针、稀释液、质控品等8通道系统加样。

2.后处理

核心特征为多任务、平行处理，特别适宜项目组合；具有2台传感洗板机，可靠的质量保证；20～30块板孵育位置、连续工作系统；全条码管理，杜绝人为操作差错；自由编程、随时增加工作量；全过程控制TCP，有利于医疗机构举证免责。连续处理，随时增加新工作菜单。

3.机械手

三维机械手，实现前、后处理连接与传递。具4角度方位运动，按程序工作无差错、无噪声；具酶标板传感控制，"无翻版"；与哈美顿产品软件兼容，无缝连接；自由编程、全自动工作。前后处理系统，30秒完成任意酶标板的转移传递。

4.管理软件

独特的检验项目规划设定，支持从单次判定到多次重复实验的综合判定；全面的筛查结果汇总功能和实验室管理功能。

二、仪器的管理

（一）性能选择

酶免疫分析仪在测定波长范围、吸光度范围、光学系统、检测速度、震板功能、温度控制、定性和定量测定软件功能等方面存在差异，全自动酶免疫分析系统还具有自动洗板、温育、加样等功能。

1.测定波长

一般酶标仪的测定波长在400～750nm或800nm之间，完全可以满足ELISA的显色测定。常见的ELISA试剂盒所使用的标记用酶均为辣根过氧化物酶（HRP），底物通常为四甲基联苯胺（TMB）和邻苯二胺（OPD），两者在过氧化氢溶液的存在下，经HRP作用，分别氧化为联苯醌和2,2'-二甲基氨基偶氮苯（DAB）。TMB的氧化产物联苯醌在波长450nm处有最大消光系数，加入硫酸终止剂后，蓝色的阳离子根转变为黄色的联苯醌，可使产物稳定90分钟。DAB产物用强酸终止反应后，最大吸收峰由450nm移至492nm，故450nm和492nm两个波长是目前ELISA测定最常用的。除了这两个基本的滤光片外，考虑到双波长比色的需要，还应有620nm或630nm或650nm和405nm波长的滤光片，其他滤光片可根据自己的需要选择。双波长比色则为除了用对显色具有最大吸收的波长即450nm或492nm进行比色测定外，同时用对特异显色不敏感的波长如630nm进行测定，最后判读结果的吸光度则为两者之差。630nm波长下得到的吸光度是非特异的，来自于板孔上诸如指纹、灰尘、脏物等所致的光吸收。因此，在ELISA比色测定中，最好使用双波长，且不必设空白孔。

2.吸光度测定范围

早期的酶标仪可测定的吸光度一般在0～2.5之间，即可以满足ELISA的测定要求，现在基本上可达到3.5以上，并且能保持很好的精密度和线性。对于酶标仪的吸光度范围不必去刻意追求大的吸光度范围，主要应看在一定的吸光度范围内的线性和精密度。

3.光学系统

通常为8或12通道，亦有单通道检测。除测定通道外，有的酶标仪还有一个参比通道，每次测定可进行自我校准。酶标仪的光学系统功能如何，均可通过酶标仪测定的吸光度范围、线性度、精密度和准确度等体现。测定的精密度与测定通道之间的均一性有直接关系。单通道可避免因通道不同所致的差异。

4.检测速度

是指其完成比色测定所需要的时间。检测速度快，有利于提高检测的精密度，即避免由于测定过程中，因测定时间不同所致的各微孔间吸光度间的差异。目前市场上常见的酶标仪检测速度都非常快，通常在数秒钟内。

5.震板功能

酶标仪的震板功能是指酶标仪在对ELISA板孔进行比色测定前对其进行振荡混匀，使板孔内颜色均一。目前市场上常见的酶标仪均有震板功能，所不同的是震板方式，有的可按上下、左右或旋转等方式及振荡幅度等任意调节。使用有震板功能的酶标仪，在进行ELISA测定显色反应完成加入终止剂后，可不必振荡混匀，直接放入酶标仪上测定即可。

（二）维护、保养和校正

操作人员应能对仪器进行一些简单的测试和清洁等维护工作，保持仪器处于良好的工作状态。即按照仪器的维护保养指南进行"日维护""月维护"和定期维护。

1.日常维护

仪器的类型不同日常维护的程序和内容也不同，普通酶免疫分析仪的日常维护比较简单，全自动酶免疫分析仪尚需对仪器的加样、洗板系统等进行维护，主要包括：

（1）保持仪器工作环境和仪器表面的清洁，可用中性清洁剂和柔软的湿布擦拭仪器的外壳，清洁仪器内部样品盘和微孔板托架周围的泄漏物，及冰箱周围的冷凝水等。

（2）检查加样系统的工作情况，执行清洁加样针程序，如加样针外壁有蛋白类物质沉积，需手工清洁加样针。

（3）用蒸馏水清洁洗液管路及洗板机头等。

2.月维护

需关闭仪器电源，拔下电源插头操作。

（1）检查所有管路及电源线是否有磨损和破裂，如果破损则更换。

（2）检查样品注射器与加样针间管路是否泄漏及破损，如果破损则更换。

（3）检查微孔探测器是否有堵塞物，如有可用细钢丝贴着微孔底部轻轻将其除去。

（4）检查支撑机械臂的轨道是否牢固，并检查机械臂及其轨道上是否有灰尘，如有可用干净的布将其擦净。

3.定期维护和校正

重点是在光学部分，防止滤光片霉变，应定期检测校正，保持良好的工作性能。

（1）滤光片波长精度检查：将不同波长的滤光片从酶标仪上卸下，在波长精密度较高（波长精度±0.3nm）的紫外-可见光分光光度计上的可见光区对每个滤光片进行扫描，其检测值与标定值之差为滤光片波长精度。一般酶标仪无585nm滤光片，可选用550nm或630nm滤光片。450nm滤光片的检定选用普鲁兰溶液（校正波长为630nm）。

（2）通道差与孔间差检测：通道差检测是取一只酶标板小孔杯（杯底须光滑，透明，无污染），以酶标板架作载体，将其（内含200μL甲基橙溶液，吸光度调至0.500A左右）置于8个通道的相应位置，蒸馏水调零，于490nm处连续测三次，观察其不同通道的检测器测量结果的一致性，可用极差值来表示。孔间差的测量是选择同一厂家，同一批号酶标2板条（8条共96孔）分别加入200μL甲基橙溶液（吸光度调至0.100A左右）先后置于同一通道，蒸馏水调零，于490nm处检测，其误差大小用±1.96s衡量。

（3）零点漂移（稳定性观察）：取8只小孔杯分别置于8个通道的相应位置，均加入200μL蒸馏水并调零，于490nm处每隔30分钟测一次，观察各个通道4小时内吸光度的变化。

（4）精密度评价：每个通道3只小杯分别加入200μL高、中、低3种不同浓度的甲基橙溶液，蒸馏水调零，于490nm作双份平行测定，每日测2次（上、下午各一次），连续测定20天。分别计算其批内精密度、日内批精密度、日间精密度和总精密度及相应的CV值。

（5）线性测定：用电子天平精确称取甲基橙配制5个系列的溶液，于490nm平行测8次，取其均值。计算其回归方程，相关系数及标准估计误差s，并用±1.96s表示样品测量的误差范围。双波长测定评价：取一份甲基橙溶液，分别加入3种不同浓度的溶液（测定波长为490nm，校正波长为585nm），先后于8个通道检测，每个通道测3次，比较各组之间是否具有统计学差异，以考察双波长消除干扰组分的效果。

医院检验科应定期对其所使用的酶免疫分析仪进行校准检定，主要检定指标包括波长准确度、吸光度准确性、吸光度重复性等。通常市级计量测试单位提供该项服务，并出具检定合格证书。

参考文献

[1]龚道元，张式鸿，张国军. 创新教材 医学检验基本技术与设备[M]. 北京：人民卫生出版社，2022.

[2]王秀玲，马丽芳，李英. 现代医学检验与临床诊疗[M]. 北京：科学技术文献出版社，2021.

[3]秦存梅，曹广平，殷学光. 新编临床医学检验与中医诊疗[M]. 汕头：汕头大学出版社，2021.

[4]迟延芳，董广云，贺姗姗，郭茜. 精编医学检验学[M]. 哈尔滨：黑龙江科学技术出版社，2021.

[5]孙艳霞，韩东，曲柳静. 现代医学检验技术进展[M]. 青岛：中国海洋大学出版社，2021.

[6]杨云山. 现代临床检验技术与应用[M]. 开封：河南大学出版社，2022.

[7]谭超超，谢良伊. 检验医学与临床诊治典型实例分析[M]. 长沙：湖南科学技术出版社有限责任公司，2022.

[8]董艳. 实用临床检验学[M]. 西安：陕西科学技术出版社，2021.

[9]黄华作. 新编实用临床检验指南[M]. 汕头：汕头大学出版社，2021.

[10]贾天军，李永军，徐霞. 临床免疫学检验技术[M]. 武汉：华中科学技术大学出版社，2021.

[11]高洪元. 免疫学检验理论与临床研究[M]. 西安：陕西科学技术出版社，2021.

[12]王前，王建中. 临床检验医学第2版[M]. 北京：人民卫生出版社，2021.

[13]李晓辉. 现代临床检验技术[M]. 北京：科学技术文献出版社，2021.

[14]赵宇楠，金京，吴志钧. 医疗设备管理与检验技术研究[M]. 汕头：汕头大

学出版社，2021.

[15]祁建伟.医疗设备管理与技术规范[M].杭州：浙江大学出版社，2018.

[16]张洪生，洪晓鸣，韩峰.医疗设备检验管理与药学检验技术[M].汕头：汕头大学出版社，2021.

[17]郑万挺，张娟，卢路瑶.医疗设备质量控制及维护[M].北京：科学出版社，2020.

[18]彭飞，王世英，张流波.外来医疗器械管理实用手册[M].上海：上海科学技术出版社，2020.

[19]王华丽，陈文山.医疗器械概论[M].北京：中国医药科技出版社，2020.

[20]张倩，王学亮.医疗器械监管法规[M].北京：中国医药科技出版社，2020.